高 等 医 药 院 校 试 用 教 材

中 药 药 理 学

（供中药专业用）

主　编　王筠默

副主编　姜名瑛

编　委　沈映君　张世芳

　　　　张世玮

协　编　李仪奎

上 海 科 学 技 术 出 版 社

高等医药院校试用教材

中 药 药 理 学

（供中药专业用）

主编　王筠默

上海科学技术出版社出版、发行

（上海瑞金二路 450 号）

新华书店上海发行所经销　苏州市望电印刷厂印刷

开本 787×1092　1/16　印张 9.25　字数 222 000

1985 年 4 月第 1 版　2001 年 5 月第 16 次印刷

印数 190 601－196 600

ISBN 7－5323－0499－X/R·138（课）

定价：9.10 元

前　　言

由国家组织编写并审定的高等中医院校教材从初版迄今已历二十余年。其间曾进行了几次修改再版,对系统整理中医药理论、稳定教学秩序和提高中医教学质量起到了很好的作用。但随着中医药学的不断发展,原有教材已不能满足并适应当前教学、临床、科研工作的需要。

为了提高教材质量,促进高等中医药教育事业的发展,卫生部于一九八二年十月在南京召开了全国高等中医院校中医药教材编审会议。首次成立了全国高等中医药教材编审委员会,组成 32 门学科教材编审小组。根据新修订的中医、中药、针灸各专业的教学计划修订了各科教学大纲。各学科编审小组根据新的教学大纲要求,认真地进行了新教材的编写。在各门教材的编写过程中,贯彻了一九八二年四月卫生部在衡阳召开的"全国中医医院和高等中医教育工作会议"的精神,汲取了前几版教材的长处,综合了各地中医院校教学人员的意见;力求使这套新教材保持中医理论的科学性、系统性和完整性;坚持理论联系实际的原则;正确处理继承和发扬的关系;在教材内容的深、广度方面,都从本课程的性质、任务出发,注意符合教学的实际需要和具有与本门学科发展相适应的科学水平;对本学科的基础理论、基本知识和基本技能进行了较全面的阐述;同时又尽量减少了各学科间教材内容不必要的重复和某些脱节。通过全体编写人员的努力和全国中医院校的支持,新教材已陆续编写完毕。

本套教材计有医古文、中国医学史、中医基础理论、中医诊断学、中药学、方剂学、内经讲义、伤寒论讲义、金匮要略讲义、温病学、中医各家学说、中医内科学、中医外科学、中医儿科学、中医妇科学、中医眼科学、中医耳鼻喉科学、中医伤科学、针灸学、经络学、腧穴学、刺灸学、针灸治疗学、针灸医籍选、各家针灸学说、推拿学、药用植药学、中药鉴定学、中药炮制学、中药药剂学、中药化学、中药药理学等三十二门。其中除少数教材是初次编写者外,多数是在原教材,特别是在二版教材的基础上充实、修改而编写成的。所以这套新教材也包含着前几版教材编写者的劳动成果在内。

教材是培养社会主义专门人才和传授知识的重要工具,教材质量的高低直接影响到人才的培养。要提高教材的质量,必须不断地予以锤炼和修改。本套教材不可避免地还存在着一些不足之处,因而殷切地希望各地中医药教学人员和广大读者在使用中进行检验并提出宝贵意见,为进一步修订作准备,使之成为科学性更强、教学效果更好的高等中医药教学用书,以期更好地适应我国社会主义四化建设和中医事业发展的需要。

全国高等中医药教材编审委员会

一九八三年十二月

编 写 说 明

本书是由卫生部组织上海、北京、成都、湖北、南京等五所中医学院集体编写的教材,供全国高等医药院校中药专业试用。也可供中医学院中医系、西医学习中医班及研究生班选修。

全书以中医基本理论为指导,密切结合中医临床实践,总结了现代科学研究中药的成果,阐明了中药作用的机理,进一步丰富了中药学的内容。

本书将中药中与中医理论有关的现代科学研究的成果作为编写重点。可使学生了解中药药理研究的概貌,为进一步研究、整理和发展祖国医药学,打下一定的基础。

编写体例按中药学传统分类逐章编写。各论每章开始先写概述,后写代表药。因教学时数所限,编写代表药品种较少,故加强概述内容,附加常用药物药理作用总括表,以便了解该类药物概况。每个代表药药理项前的简介部分,包括药物来源、拉丁学名、性味、功能及主要成分,而药理为其重点,应用一项则力求简明。

药理项中既有中药水煎剂及其他粗制剂的药理,也有单体成分的药理。记述原则是以中医理论为指导,与理论及临床运用密切联系者,则其作用作为条目编写。如与中医理论及临床无关,虽有科学研究资料,也将其列入"其他作用"项中。有关毒性资料,在药理项最后略述。

应用项介绍与功能有关的主治、配伍与临床应用。

本门课程是新设学科,为方便教学和阅读,建议参阅周金黄、王筠默等编写的《中药药理学》一书,作为教学和学习中的参考。

中药药理主要为动物实验资料,部分内容尚欠完整,随着今后进一步的深入研究,资料逐渐充实、完善,可能对其作用机理有所发展、更新。故遇有值得探讨的问题,未在教科书中提出讨论,将留待今后研究实践的过程中逐步探索、解决。

本书的定稿,特请卫生部全国高等中医院校教材编审委员会主任委员、成都中医学院凌一揆教授审阅,并由上海中医学院中药教研室叶显纯副教授予以中医理论方面的指导,特此一并致谢。

编 者

1984.1 于上海

目 录

1 绪 言

1·1 概念、目的和任务

中药药理学是以中医基本理论为指导,用药理学的方法研究中药对机体各种功能的影响及其作用原理的科学。本学科重点讲授与中医理论有关的现代科学研究中药的成果,通过讲授和实验使学生了解中药药理研究的概貌,初步掌握中药药理的研究方法和实验操作,为进一步研究、整理和发展祖国医药学打下一定的基础,并希望能进一步丰富中药学的研究内容。

中药药理学的学习和研究目的,主要是使医务工作者在用药时进一步认识中药防病治病的作用原理,以及产生疗效的物质基础,还可借以分析中药炮制前后及复方配伍对机体产生的各种药理作用。

中药药理学是高等中医药院校一门新学科,是中药学范畴中一个重要的组成部分。其任务主要有以下几点:

(1) 通过实验研究,弄清中药的作用性质和活性强度,有助于阐明祖国医药学理论。

(2) 将中药理论与现代科学研究成果结合起来,有助于促进中药学的发展。

(3) 用实验药理学的方法,结合中药有效成分的分离提取,为进一步研究中药的配伍应用、改良剂型、提高疗效、减少毒性,提供科学实验依据。

(4) 通过实验药理学方法,发展新的有药用价值的中草药,扩大药源,老药新用。

1·2 中药发展简史及现代研究的主要成就

1·2·1 中药发展简史及本草学主要著作

中药的产生和发展,是在广大劳动人民在与自然作斗争的过程中产生和发展的。我国第一部药物学专著《神农本草经》就是劳动人民在自然斗争、生产斗争的实践中得到的药物知识的总结。其中麻黄治喘、常山抗疟、楝实驱虫、大黄泻下等,都是有价值的科学记录。随着人类社会的发展,民间药物的应用日趋广泛。汉、晋时期,华佗、李当之、吴普等人对药物均有较大贡献。公元六世纪初,梁·陶弘景汇集当时流行的《名医别录》和本草经,整理编写了《本草经集注》,收药 730 种,不仅增加了药物品种,而且按玉石、草、木、虫兽、果菜、米谷等自然来源分类,开创了本草学药品的自然分类法,一直为后世本草如《证类本草》、《本草纲目》等所效法。它还设有"诸病通用药"一栏,对于辨证用药,甚为方便。书中并对采药季节、贮藏保管、真伪鉴别、炮制方法、制药规范及用药方法等,都做出了一系列的说明,这在药学史上起到了承前启后的作用。

公元七世纪,本草学著作已近三十种,编写体例和内容取材出现了某些重复,证治和解说也互有短长,急待整理提高。因此,唐·苏敬、李勣等二十余人编纂了《新修本草》,收载药物 844 种,并收集了全国各地药材标本绘图,于公元 659 年颁布,又称《唐本草》,是我国第一部由政府颁布的药典,比《纽伦堡药典》早 877 年,也可以说是世界上最早的药典,它对于国内外的影响甚大。

北宋时期,更为重视整理重校古代医籍,先后编纂了《开宝详定本草》和《开宝重定本草》。嘉祐年间,掌禹锡主编《嘉祐补注本草》,苏颂编绘《本草图经》,唐慎微据此两书并参考其他医方类书,汇编成大型综合的药物学书《经史证类备急本草》,受到此后历代医家的重视。宋朝先后几次由国家派人修订,续出《经史证类大观本草》、《政和新修经史证类备用本草》等,后世将上述二书统称为《证类本草》,这是一部集宋以前本草学大成的药书,保存了许多古代名著的精华,保留了早期文献的原貌,是《本草纲目》问世以前一直流行的大型本草,被作为研究本草学的范本。书中所引的古代医书有的现已失传,而从本书尚能窥其概略,所以它不但有较大的实用价值,而且还具有重要的历史文献意义。

明·刘文泰等奉命编纂《本草品汇精要》,取材简明精当,是继《新修本草》后由政府组织编写的第二部本草书。稍后,李时珍鉴于《证类本草》之后五百年间出版多种本草学著作,涌现大量实用药物,对药的功能主治又有新的发展,加以他本人积累丰富的采药、辨药、制药和用药的实践经验,乃以《证类本草》为蓝本,参考经史百家图书近八百种,实地调查研究,鉴别真伪,编成《本草纲目》52卷,分16部,62类,收药1892种,药图1120幅。于1590年初刻于金陵。此书总结了我国十六世纪以前本草学的成就,出版后三百多年来历经多次翻刻,已有英、日、德、法、俄等译本,蜚声国内外,影响深远。

《本草纲目》问世后,清代学者从不同角度在它的基础上撰写了与其有关的本草学著作,如增补纠误的《本草纲目拾遗》;删繁就简的《本草纲目摘要》、《本草汇纂》;还有临床实用小型本草《本草备要》、《本草从新》等。特别值得提出的,是吴其濬的《植物名实图考》,作者以实物为依据,精绘药图,清晰逼真,修正了古代本草图绘的错误,"长编"部分摘录了历代本草及文史杂书中的有关记载,具有很大的参考价值,普遍受到国内外学者的重视。

解放后,党和政府对中医药事业十分关心,先后颁布了中医政策,设立了中医药研究机构,开办了中医药院校。随着中医事业的蓬勃发展,中药的资源调查,品种鉴定,化学及药理研究,临床观察等,均积累了大量资料。中央卫生部编纂并颁布了《中华人民共和国药典》,对中药的规格、功效、主治、剂量用法及质量控制,都做了明确规定。不少中药书籍,如《中药学》、《中药鉴定学》、《中药化学》、《中药药理学》及《临床中药学》等,均从不同侧面作了初步总结。还出版了大型综合药物书,如《中药志》、《全国中草药汇编》和《中药大辞典》等,全面系统地总结了中药研究的成就,而后者还摘录了古代本草文献,是研究中药的重要参考书。

1·2·2 近年来中药药理研究的主要成就

利用现代科学方法研究中药,已有六十余载。二十年代初,我国学者首先对麻黄(*Ephedra sinica* Stapf.)的成分麻黄碱(L-ephedrine)、伪麻黄碱(d-pseudoephedrine)和麻黄定碱(ephedinie)进行了系统的化学及药理研究。由于发现它的特异性药理作用,其论文报告不仅震动国内,也受到国外的极大重视,并引起世界学者对麻黄碱及其他中药研究的兴趣,致使麻黄碱成为世界性的重要药物。由于当时社会动荡,战乱不安,设备简陋,人员极少,故研究缓慢,成果甚少。主要进行了一些单味药的研究,而且没有化学、药理与临床三者的协作。化学方面主要对延胡索、钩吻、麻黄、常山、防己等数十种药材进行研究;药理则主要对麻黄、黄连、常山、延胡索、仙鹤草等数十种药材进行了研究。

解放后,党和政府对中医中药的整理研究和发展十分重视,提出继承、发扬、整理、提高中医中药的重要指示,建立了从中央到地方各省市的中医中药研究机构和各级中医医院,使中药药理和临床研究进入了一个新的阶段,研究范围从单方发展到复方,研究课题从资源调查到生药鉴定、炮制、化学、药理直至临床,单味药品种之多及研究范围之广,诚属空前。对延胡索、粉防己、人参、黄连、葛根、川芎、丹参、三七、枳实、枳壳、灵芝、莪术、大黄、青蒿、青木香、益母草、天花粉等研究均较深入,还从抗微生物、抗寄生虫、抗肿瘤、解热、镇痛、强心、利尿、抗高血压、抗心律不齐等方面,进行了大量的筛选。不但对传统中药研究较多,还研究了很多草药,如穿心莲、四季青、毛冬青、矮地茶、福寿草、满山红等,并已提供临床应用,大大丰富了药物品种。综括中草药药理研究,其中部分阐明了中医药理论(如活血化瘀、扶正培本等治则),搞清了某些中药的有效成分(如延胡索乙素、青蒿素、川芎嗪等),改良了某些剂型(如感冒冲剂、生脉注射液等),发现了某些药的新用途(如枳实、青皮、鹤草芽等)。但中药的成分是复杂的,作用也是多方面的,一个成分绝不能代表一味中药;某个作用也不能概括其全部功效,因此,中药很多问题有待进一步研究。现将已经研究过的中药按药理作用分类如下:

1. 主要用于抗感染的药物:有黄连、黄柏、黄芩、大青叶、板蓝根、鱼腥草、金银花、连翘等单味药及银翘解毒丸、黄连解毒汤等复方。

2. 抗寄生虫病药:驱肠虫药有槟榔、苦楝皮、使君子、南瓜子、石榴皮、鹤草芽;抗阿米巴药有白头翁、鸦胆子等;抗疟药有常山、甜茶、青蒿等;抗滴虫药有苦参、蛇床子等。

3. 抗肿瘤药:主要有莪术、薏苡仁、山豆根、斑蝥、野百合、冬凌草等。

4. 主要作用于中枢神经系统的药物:有具有全身麻醉作用的洋金花;有镇痛作用的延胡索、祖师麻、徐长卿;有镇静、催眠作用的酸枣仁、夜交藤;有抗惊厥作用的天麻、牛黄等单味药和复方柴胡桂枝汤;有解热作用的柴胡、黄芩、葛根等及安宫牛黄丸;有中枢兴奋作用的马钱子、五味子等。

5. 主要作用于外周神经系统的药物:有局部麻醉作用的草乌、蟾酥、细辛等;还有主要显示骨骼肌松弛作用的八角枫、锡生藤、轮环藤等。

6. 主要作用于心血管系统的药物:强心药有黄花夹竹桃(包括成分黄夹甙)、铃兰(包括铃兰毒甙)、附子(包括去甲乌药碱)与福寿草等单味药以及生脉散、人参四逆汤等复方;抗冠心病心绞痛药有丹参(包括丹参素)、川芎(包括川芎嗪)、赤芍、红花、桑寄生、益母草以及复方冠心 Ⅱ 号方、复方丹参注射液等;抗心律不齐药有苦参、常山、灵芝、槲寄生等;降血压药有杜仲、野菊花、臭梧桐、夏枯草、猪毛菜、罗布麻等,以及升高血压抗休克药枳实(包括其成分对羟弗林、N－甲基酪胺)、青皮等单味药及参附汤、生脉液、参麦注射液等。

7. 主要作用于呼吸系统的药物:有桔梗、艾叶、芸香草、矮地茶、满山红、金龙胆草等单味药及复方小青龙汤、复方灵芝等。

8. 主要作用于消化系统的药物:有山楂、麦芽、枳实、陈皮、佛手、乌药、鸡内金、吴茱萸等单味药及复方甘楞散、参苓白术散、补中益气汤等;还有重点作用于肝胆系统的茵陈蒿汤、茵陈胆道汤、胆道排石汤、复方大柴胡汤及清胰汤等。

9. 具有利尿作用的药物:有木通、茯苓、猪苓、泽泻、玉米须等单味药及五苓散、排石汤等复方。

10. 具有子宫兴奋作用及抗生育作用的药物:有当归、红花、牛膝、蒲黄、益母草等单味药及具有抗孕激素活性的莪术复方。此外,还有能终止妊娠的姜黄及抗生育药棉子提取物棉酚等。

11. 主要具有调整内分泌系统功能的药物:有影响甲状腺功能的海藻、昆布、黄药子及对实验性甲状腺肿有一定作用的甲瘤丸;有显示降血糖作用的地黄、知母、山萸肉、地骨皮等单味药及玉泉丸、玉女煎、八味丸等复方。

12. 主要作用于血液及造血系统的药物:生血药有阿胶、当归、女贞子、鸡血藤等;止血药有三七、槐花、白及、小蓟、茜草、花生衣、侧柏叶、仙鹤草等单味药及云南白药、庐山止血粉、三七伤药片等复方;降血脂有山楂、灵芝、泽泻、虎杖、决明子、何首乌等单味药及三黄泻心片、灵贰片等复方;升高白细胞有人参、刺五加、千金藤等。

13. 能影响免疫功能的药物:促进免疫功能的有人参、黄芪、刺五加、党参、灵芝、女贞子等单味药及龟龄集(酒及散)、复方灵芝、犀黄丸、参杞冲剂、玉屏风散等复方;抑制免疫功能的有大蒜、花椒、漏芦等。

14. 具有强壮作用的药物:有人参、党参、黄芪、白术、灵芝、枸杞、麦冬、淫羊藿、蜂皇浆、冬虫夏草等单味药及龟龄集、四君子汤等复方。

15. 外用药物:有明矾、补骨脂等外用药及一些具有抗真菌作用的单味药以及外用消痔灵等复方。

由于中药药理工作的开展,推动了临床工作的深入,也促进了植化工作分离与提取的研究,以及制剂的改革;同时临床疗效的验证,也增加了药理研究的信心。由于植化分离提取和药理研究密切配合,特别是中药研究和中医理论密切结合,能更快地出成果。近年来,已用药理手段和方法,开展了对中医治则的研究工作。如活血祛瘀、扶正培本、清热解毒、通里攻下等,把有关中药及按中医理论组合的复方,比较系统地进行了研究。近年来召开了一系列全国性的学术报告会,中药研究论文数量日益增多,内容质量亦逐步提高。但中药药理研究同中药发展的历史相比,时间还很短,成就还是初步的,中药药理学还是一门年轻的科学。距离全面阐明中药药效作用原理及其体内过程,还存在很大差距。尚有待今后的研究和发展。

2 中药药性

中药药性包括四气五味、升降沉浮、归经及十八反十九畏等,内容十分丰富。是临床用药经验的结晶,是辨证识药的高度概括,也是药物对人体作用的集中表现和总结。今将有关药性的科学研究情况予以初步论述。

2·1 气味

气味或称性味,常称四气五味,是中药的基本性能。《神农本草经》序录称:"药有酸、咸、甘、苦、辛五味,又有寒、热、温、凉四气与有毒无毒"。四气即四性。本草上每味药均标注其气味。

2·1·1 四气

四气就是寒、热、温、凉四种不同的药性。寒与凉,热与温,性质基本相同,只是程度的差别。如凉就是微寒,热就是大温。此在《本草经集注》序录中早已说明。尚有一些中药,性较平和,偏寒偏热不明显,称为平性,实际上仍略有偏温、偏凉的不同。故一般仍称药性有四气,而不称五气。

四气是古代劳动人民根据中药用于人体后所发生的不同反应和治疗效果,而作的概括。例如能清热,解毒,凉血,泻火而治疗热证的中药多属寒或凉药。具有祛寒,温里,助阳,补气而治疗寒证的中药,则多属热药或温药。

中医用药很注意寒热温凉。一般而言,用温热药可治寒证,寒凉药可治热证,从而进行辨证论治。古人曾强调药性对于疗效的影响,认为热证误用热药、寒证误用寒药,都会造成不良后果。但对药性的现代研究尚属不够。某些结果已显示了一些值得注意的问题,如热性药四逆汤用后能增加大鼠的饮水量;寒性药黄连解毒汤可减少饮水量。如先将大鼠放置寒冷环境(−5℃)20分钟,再在室温10分钟后测定肛温,则只见黄连解毒汤降低肛温。又研究中药对植物神经系统功能的影响时,发现热证病人出现交感活动增强,尿中儿茶酚胺排出量增多;寒证病人表现交感-肾上腺功能不足,尿中儿茶酚胺和17-羟皮质类固醇排出量减少。分别用寒凉药及温热药组成的方剂治疗后,前者热象减退;后者寒象缓解,同时其植物神经功能逐渐恢复。研究指出:尿中儿茶酚胺及 cAMP、cGMP 含量升高是热证的共同特点,实热比虚热组明显。虚寒时,尿中儿茶酚胺及 cAMP 含量降低,cGMP 升高,尿 cAMP/cGMP 比值下降。认为不同热证有共同的物质基础,并通过儿茶酚胺及环核苷酸的生化生理及其与寒证或热证临床表现的关系分析,说明交感-肾上腺功能系统活动增强,在热证形成中起重要作用;其活动减弱及副交感神经兴奋,在寒证形成中起重要作用。寒凉药如黄连、黄芩显示降低血压作用;温热药如麻黄、青皮等能升高血压,显示抗休克作用。研究结果显示,部分寒凉药和温热药对植物神经系统的功能影响较大。

寒凉药中的清热药多具有抗菌、抗病毒、解热及促进免疫功能、提高机体抗病能力等作用;辛凉解表药、清热通淋药都具有一定的抗感染作用;大多数安神药药性寒凉,具有镇静、抗惊厥及降血压作用。凉开药如冰片、牛黄有抗菌、镇静、解痉作用。大多数滋阴药也为寒凉药,多有抗菌、解热、消炎、镇咳等作用。此外寒凉药如苦参、大黄、山豆根、青黛、山慈姑、白花蛇舌草等具有抗肿瘤作用。

温热药中的辛温解表药有发汗解热、镇痛、促进体表循环及抗菌抗病毒作用;祛寒温里药通过强心、升压、改善微循环及皮质激素样的作用而表现为回阳救逆;又由于暖胃,加强胃肠消化吸收功能、止呕、止呃逆及抗菌等作用而表现温中散寒。温开药如苏合香、麝香等有强心、兴奋中枢及抗炎症作用。补气药多属温药,能提高机体非特异性抵抗力,增强机体应激的适应能力,调整中枢神经系统的平衡,改善心血管系统功能,促进免疫,促进细胞内蛋白质与 RNA 的合成与代谢,改善全身营养状态。助阳药能延长肾上腺皮质激素造型小鼠的耐冻时间等。

2.1.2　五味

五味就是辛、酸、甘、苦、咸五种味道,是通过人的味觉器官对一些特定化学成分的直接体验。如细辛味辛、酸浆味酸、甘草味甘、苦参味苦、昆布味咸。五味不仅可以用味觉来辨别,还要通过长期用药实践,参考药效来进一步确定,如虎骨、蜈蚣有祛风功效而认定其味为辛。

不同的味有其不同功能。如辛味药含有挥发油,多有发散行气、活血的作用,如生姜、葱白、苏叶、薄荷都能散寒解表,用于感冒初起,具有发汗解热作用;陈皮、砂仁行气止痛,促进肠胃功能,调整肠管运动;天南星、山慈姑散结消肿,用以治疗肿瘤。表 2 即为辛味药与非辛味药的比较。

表 2　辛味药与非辛味药含挥发油百分率比较

	含挥发油例数(%)	不含挥发油例数(%)
辛味(80 种)	58(72.5)	22(27.5)
非辛味(170 种)	30(15.9)	140(84.1)
显著性试验	χ^2 值 = 71.759	P 值 < 0.001

味与化学成分有一定规律,据统计在 85 种辛、温药中含挥发油的占 53 种,如解表药香薷、紫苏、藁本、辛夷、生姜、荆芥等;芳香化湿药藿香、白豆蔻、砂仁、草果、苍术、草豆蔻等。行气药多属辛温,也以含挥发油为主,如木香、沉香、橘皮、乌药等,温里药中也有不少含挥发油者,如干姜、肉桂、小茴香、花椒、胡椒、荜茇、荜澄茄、高良姜、丁香、吴茱萸等。

酸味药含有机酸,有收敛固涩的作用,如诃子、乌梅能治久痢脱肛。很多植物性中药如儿茶、五倍子等均含大量鞣质,味酸涩,可用以止泻止血。

甘味药含糖类及其他活性成分,有补养、和中、缓和的作用,可调补人体气血阴阳,缓急止痛。如人参、黄芪补气;阿胶、熟地补血;饴糖、大枣甘缓和中;甘草缓急止痛,调和诸药。甘温药亦含有一些皂甙、糖类;甘平药除含较多糖类成分外,其中蛋白质、氨基酸、维生素类含量较辛温药与苦寒药为多,如补气药中即以甘温药(如人参、党参、黄芪),甘平药(茯苓、甘草、淮小麦)为多。

苦味药含生物碱及苦味质,有燥湿或泻下作用。能燥湿泻火(如黄柏),清热泻火(如黄连),泻实通便(如大黄),降气平喘(如杏仁)。苦寒药多含有生物碱及甙类(如蒽醌甙、香豆精甙、强心甙、皂甙、黄酮甙等)。

咸味药含钠、钾、钙、镁、铝、碘等无机物及其他活性成分,有软坚润下作用,能软坚散结,滋阴潜阳,如芒硝含硫酸钠,能通便润燥;海藻、昆布含碘,可防治甲状腺肿。

此外,尚有一种淡而无味的药,有渗湿利水的作用,如猪苓、茯苓、通草、滑石,因淡近于甘,故常甘淡并称,而不另列,不称六味,而仍以五味称之。

中药含有各种化学成分。药的味,也是由其化学成分决定的,成分不同,其味各异。因为一药往往有几种成分,故其味也不只一种,有一气一味,也有二味或三味的,以其偏盛者为主,即是以其主要成分为根据。《素问·宣明五气篇》说"五味所入,酸入肝,辛入肺,苦入心,咸入肾,甘入脾。"表明不同味的药对机体的作用部位,具有一定的选择性。

各药性味交互差异,作用迥然有别,如荆芥辛温,能发散风寒;黄芪甘温,益气升阳。一类药物中有共性,也有个性,例如各种寒凉药或温热药都有它各自的共性和个性。而且往往由于配伍不同而有所改变。四气五味的规律,虽在临床实践中已经体现,但尚未进行深入的现代科学研究。

2.2 阴阳

阴阳学说是祖国医学的核心,也是中药性味、功效、归经的理论依据。以药性来说,寒凉属阴,温热属阳。以药味来论,酸、苦、咸多有收敛降泻的作用,属阴;辛、甘、淡多具有发散作用,属阳。升浮作用的药属阳;沉降作用的药属阴。这是阴阳学说在中药方面的具体运用。

中药治病即是根据人体疾病的阴阳盛衰而适当用药使其达到阴阳平衡。李东垣说:"一阴一阳之谓道,偏阴偏阳之谓疾……故大寒大热之药,当从权用之,气平而止……"。中药就是通过调和阴阳,使亢进的功能下降,使低下的功能上升,从而保持阴阳平衡,恢复正常的生理功能。例如,补肾药能治疗肾阳虚,研究表明肾阳虚患者下丘脑-垂体-肾上腺皮质系统的功能下降,尿中17-羟皮质类固醇含量降低,附、桂等补阳药能兴奋垂体-肾上腺皮质系统,促进皮质激素分泌。也有人设想在人体阴阳平衡紊乱时所致的阴虚、阳虚,其病理学基础是人体能量代谢的异常。发现阳虚者热量及蛋白质摄入量明显不足,尿肌酐量、尿素量明显降低。怕冷者的尿肌酐量小于不怕冷者。阴虚患者的尿肌酐量明显高于正常人,而且阴虚火旺者的尿肌酐量明显大于无火旺者。又甲亢与高血压病人,中医分型为阴虚火旺者,其尿肌酐量与儿茶酚胺量呈现高水平,非阴虚火旺者则呈现低水平,这一结果显示阴虚火旺者的能量代谢与蛋白质的分解代谢比正常人为高。经辨证论治,如高血压病选用六味地黄丸,心火旺者配用黄连,则在阴虚火旺症状缓解的同时,尿肌酐量明显降低,说明阴虚火旺症状与肌酐量增高相关。

2·3 升、降、浮、沉

升降浮沉是指中药作用的不同趋向。当中药进入人体后所产生的升提举陷、下降平逆、上行发散、下行泄利等不同作用,可以调整病势下陷或上逆之偏。证有向上(呕吐、咳喘)、向下(泻下、崩漏、脱肛)、向内(表证不解)、向外(自汗、盗汗、梦遗)等表现,故药物治疗也有其针对性。一般向上向外作用,称为升浮;向下向内的作用,称为沉降。即升浮药主上行而向外,具有升阳、举陷、发表、开窍、祛风、散寒等作用;沉降药主下行而向内,具有潜阴、降逆、收敛、止咳、平喘、清热、利水、通便等作用。此等作用又由其气味厚薄、质地轻重、炮制生熟、配伍组方等诸多因素所影响。例如大黄气味俱厚,性寒,故泄下。近代研究已证明其泻下、抗菌等作用。气味与升降浮沉的关系可概括为:辛、甘、淡主升,如薄荷疏散风热(内服小量可使皮肤毛细血管扩张,促进汗腺分泌,使散热增加而呈解热作用);苦、酸、咸主降,如乌梅涩肠止痢(研究证明对肠管有抑制作用,且对痢疾杆菌、伤寒杆菌等有抗菌作用)。温热主浮,如羌活祛风湿;寒凉主沉,如钩藤甘寒清肝火。现代实验指出:天麻有镇静、抗惊厥作用;钩藤有镇静、降压作用,二者并用,可加强降压效果,改善头痛、头晕、心悸、失眠等症状。

从质地而言,花、叶及质轻的药材,如菊花、荷叶等多能升浮;种子、果实及质重的药材,如苏子、枳实多能沉降。从炮制来说,一般酒炒能升,如酒炒黄芩,可清头目之热。

中药升、降、浮、沉的药性,可因不同配伍而改变。如张洁古称桔梗能"载药上行";朱丹溪谓牛膝可"引诸药下行",说明在一定条件下,药性的升、降、浮、沉,可以相互转化。

2·4　归经

归经就是指药物对机体某一脏腑经络的选择性作用,即作用点或靶器官。一般认为每一证候都是脏腑或经络发病的表现,任何疾病,均可辨证分析认定其发病的脏腑部位,从而将某些治疗某种脏腑经络病证的药物归入某经。归经就是从药物的治疗效果辨证总结出来的。

脏腑学说是药物归经的主要依据,归经学说是脏腑学说在中药方面的具体应用,是指导用药的原则之一。如麻黄入肺经,能发汗解表,宣肺平喘;黄连主入心经,能泻心火,除心烦而安心神,临床上用黄连阿胶汤治疗阴虚火旺的失眠,每奏良效。酸枣仁入心经,有养心、益肝、安神之功,能镇静催眠。

四气五味是药物归经的依据之一,据统计五味入五脏为大多数中药所反映。其中咸入肾者占57.14%;酸入肝占56.25%;辛入肺及大肠占50%。药物的性味只揭示药物功能的一个侧面,如和归经结合起来考虑,即能比较全面地阐明性能和脏腑之间的关联。如青皮味辛温入肝经,则性能疏肝破气,治胸胁胀痛。现代研究亦指出,青皮注射液有较强的利胆作用。

一味中药,往往不限定归一经,如甘草、附子能通行十二经。还有一些中药,不但能自入某经,并能引导他药进入别经,称为引经药。归经及引经的理论,尚待深入研究。

2·5　用药禁忌

用药禁忌主要包括配伍禁忌和妊娠用药禁忌等。

2·5·1　配伍禁忌

配伍禁忌包括十八反、十九畏。其相反的药配伍可能增强毒副反应;相畏的药合用,可能毒性或功效受到抑制,甚至完全丧失药性。

十八反:乌头反贝母、瓜蒌、半夏、白蔹、白及。甘草反甘遂、大戟、海藻、芫花。藜芦反人参、沙参、丹参、玄参、细辛、芍药。

十九畏:硫黄畏朴硝,水银畏砒霜,狼毒畏密陀僧,巴豆畏牵牛,丁香畏郁金,川乌、草乌畏犀角,牙硝畏三棱,官桂畏赤石脂,人参畏五灵脂。

《本草经集注》序录中记载相反药十八种。以后的方书如《太平圣惠方》、《儒门事亲》、《炮灸大法》、《本草纲目》等均有记载。现代研究结果,尚不一致。如甘草与甘遂、大戟、芫花配伍,未见明显毒性,但配伍比例变化,则可出现毒性增强或减弱等不同结果。当甘草剂量大于芫花成倍量时,家兔可出现中毒。实验证明十八反的禁忌现象在一定程度上存在。如半夏与黑附片合用于小鼠,小鼠心电图就出现心肌缺血改变;与炙川乌合用可发生程度不等的传导阻滞。又如以制乌头、姜半夏的单煎、单煎混合及混合煎剂对小鼠毒性(死亡)为指标,发现单煎混合或混合煎剂的死亡率显著高于单煎,证明"相反"理论有一定根据。据实验研究报告,相反药物小量适宜配伍时可增加疗效;而其毒性作用与伍用剂量有关。例如芫花、大戟、海藻与甘草合煎后应用,毒性增加,但在用上述四药的 1/5 LD_{50} 与甘草 1/6 LD_{50} 配伍观察亚急性毒性时,各组与对照组比较,均未发现有显著差异。又如芫花与甘草配伍时,能显著降低大鼠实验性胃溃疡的发生率,比各组单用时强。而且甘草还能拮抗芫花的轻度利尿作用及延长海藻的降压时间等。

有人用相反、相恶、相畏的中药组成新的方剂——拮抗丸,发现组合方能消除毒性;追风下毒丸中即将一些畏反药同时用,药效猛,奏效速,认为相反相畏药配伍,对人体并不意味着都会发生剧烈毒害。本草记载的配伍禁忌,不是绝对的,配伍相反药,既可能发生特异性治疗作用,又可能发生中毒反应,也可能为治疗某些沉疴难症找出一条新的途径。

配伍禁忌,在前人处方中也有过一些突破。如甘草水浸甘遂为末内服,治疗腹水,可以更好地发挥甘遂泻水的疗效。陶弘景说:"凡检旧方用药,亦有相恶相反者。如仙方甘草丸有防己、细辛;俗方玉石散用瓜蒌、干姜之类,服之乃不为害。"元·朱丹溪莲芯散以甘草、芫花同用;明·虞天民用四物汤加入参、五灵脂治血块(见《医学正传》);清·吴谦《医宗金鉴》卷45带下门加减四物汤条注说:"今胞中冷痛,乃寒湿也,宜四物汤加川附子、炮姜、官桂服之。日久滑脱者,加升麻、柴胡举之,龙骨、牡蛎、赤石脂涩之。"可见官桂与赤石脂可在一方同用。有人以赤石脂15g、官桂4g同用,未见毒性反应。又海藻玉壶汤,其中海藻与甘草配伍,疗效亦佳。也有报告将人参与五灵脂同用治虚实夹杂型的冠心病、胃溃疡、小儿疳积等三十余例,疗效满意,故认为相畏之说只能作为参考。

总之,由于对十八反、十九畏的研究,尚缺乏细致的深入的实验观察,故对其中一些规律尚无法系统认识,为了避免盲目配合应用,对此宜取慎重态度。

2·5·2 妊娠禁忌

妊娠期的子宫对某些作用于子宫的药物特别敏感,误服可致流产(如红花、麝香)。有些药物虽对子宫本身没有什么作用,但其成分可能对胎儿的发育有所影响(如蟾酥、雄黄等)。有的成分经体内代谢后的产物可影响胎儿发育,也属禁忌。凡能引起胎动不安、滑胎、堕胎的药,临证时都应注意。根据药物对孕妇和胎儿危害程度的不同,分为禁用和慎用两类。

1. 禁用药:一般为毒性大或刺激性强,对胎儿发育有影响的药。如破血通经药三棱、莪术、水蛭、虻虫;开窍走窜药麝香、蟾酥、穿山甲、蜈蚣、蛇蜕、皂荚;逐水药甘遂、大戟、芫花、商陆、牵牛子;涌吐药瓜蒂、藜芦;攻下药巴豆、芦荟、番泻叶等。

2. 慎用药:凡破气破血、活血祛瘀、辛热、滑利、沉降的药均应慎用。如大黄、芒硝、枳实、桃仁、红花、蒲黄、五灵脂、王不留行、附子、干姜、肉桂、牛膝、丹皮、茅根、瞿麦、薏苡仁、半夏、南星、常山、代赭石、磁石等。

2·5·3 服药食忌

元·忽思慧的《饮膳正要》,清·王士雄的《随息居饮食谱》均记载了一些"药膳",作为调理机体气血偏盛,或作慢性长期治疗的辅助疗法。本草书上也有规定,在服药期间有些食物不宜食用者,称服药食忌。如不可杂食高脂肪(肥猪犬肉、油腻羹鲙)、腥臊陈臭之物;不宜多食刺激性食物(如大葱、生蒜);讲究精神卫生,避免精神或情绪的不愉快,此外还应注意服发汗药禁生冷;调理脾胃药忌油腻;消肿理气药禁豆类;止咳平喘药禁食鱼腥等。

3 影响中药药理作用的因素

就合成药而言,其剂量、剂型与制剂等药物因素,年龄、性别、遗传条件等生理因素,肝、肾功能障碍等病理因素,以及营养状况、生活环境等,对药物的作用,都会产生显著影响。中药亦如此,且更复杂。

3·1 药物因素

中药的品种、产地、采药季节、贮藏条件及剂量、剂型、给药途径等,均对中药作用的发挥有着显著的影响。

3.1.1 中药基原(原植物、动物和矿物)的影响

中药材绝大多数是我国自产的,少数为移植或进口的。在品种上,历代本草著作中屡有增加。不少本草书指出了历史上中药品种的混乱情况。故现在对其进行认真的考证、分析、鉴定的工作,是十分重要的。例如,目前全国用的贯众、独活、厚朴等中药,就来源于20多种不同种属植物;同一中药大青叶,各地用的药材又有不同,有蓼科蓼兰、十字花科松兰、爵床科马兰、马鞭草科大青等,药用部分也有用叶及带叶茎枝的不同。而且,同名异物的现象也很普遍。由于品种不清,其化学成分的含量和药理作用均有差异。现以甘草与大黄为例,见表3-1、表3-2。

3.1.2 中药产地及采集季节的影响

1. 中药产地:药材产地对药物质量和疗效有着直接关系,为历代医家所重视,自古即有"道地药材"的讲法。中药之中大部分为植物药,自然生长环境具有一定的区域性,各地区的土壤、水质、气候、雨量等自然条件都能影响药用植物生长、开花、结果等一系列生态过程,特别是土壤成分更能影响中药内在成分的质和量。《神农本草经》记载的"采造时月、生熟、土地所出、真伪、陈新,并各有法"和《新修本草》说的:"离其本土,则质同而效异;乖于采摘,乃物是而实非"。都很强调产地。产地不同,同一植物所含有效成分不完全相同,从而使药

表 3-1 六种甘草中甘草次酸与甘草甜素的含量

品　种	学　　　名	产　地	甘草次酸(%)	甘草甜素(%)
甘　草	G. uralensis	内蒙古	4.2	5.2
甘　草	G. uralensis	新　疆	7.2	11.1
甘　草	G. uralensis	甘　肃	3.48	8.6
光果甘草	G. glabra	新　疆	3.4	4.02
胀果甘草	G. inflata	甘　肃	3.72	4.6
黄甘草	G. korshinskyi	甘　肃	4.16	6.8
云南甘草	G. yunnanensis	云　南	2.52	未做
粗毛甘草	G. aspera	新　疆	0.72	未做

表 3-2　不同品种大黄蒽醌含量比较表

品　　种	蒽　醌　含　量(%)			泻下作用 ED$_{50}$(mg/kg)
	结合状态	游离状态	总　　量	
掌叶大黄	0.87	0.14	1.01	
	1.69	0.28	1.97	
	2.00	0.52	2.52	326~493
	1.92	0.16	2.08	
	2.91	0.17	3.08	
	4.44	0.75	5.19	
唐古特大黄	3.16	1.20	4.36	
	0.82	0.32	1.14	437~1072
	0.94	0.30	1.24	
药用大黄	1.69	1.31	3.0	678
	2.13	1.24	3.37	
藏边大黄	1.50	1.44	2.94	未测
河套大黄	1.29	1.61	2.90	3579
华北大黄	0.32	0.38	0.70	>5000
天山大黄	0.90	1.20	2.10	>3500

理作用有别,临床疗效不稳定。如长白山的野山参,东北各省与朝鲜、日本的园参,不但含人参总皂甙的量不同,而不同皂甙单体的含量也不一样。又如人参茎叶中皂甙含量在吉林省七个产地所得样品,含量差别相当悬殊。不同产地及不同加工方法,人参提取物的得量也不同,见表 3-3。

表 3-3　不同产地及不同加工方法的人参提取物得量比较表

人参样品	水提取物得量%	10g药材甲醇浸膏得量(g)	甲醇浸膏用 n-BUOH-H$_2$O 提取		醚溶成分得量(g)
			n-BUOH 中得量	水溶成分得量	
日本长野县红参	13	2.05	0.74	1.33	0.14
南朝鲜红参	14	2.14	0.65	1.40	0.13
日本长野县白参	4	1.13	0.68	0.41	0.11
南朝鲜白参	3	1.01	0.63	0.30	0.10
中国生晒参	3	1.07	0.76	0.30	0.11
中国大力参	6	1.24	0.59	0.64	0.14

再以麻黄为例,亦可见不同产地、不同品种其生物碱质与量的差异,见表 3-4。

2. 采收季节:不同植物的根、茎、叶、花、果、种子或全草都有一定的生长和成熟期,故采药时间和采收方式则随着中药的品种和入药部位而有所不同。我国幅员辽阔,从寒带至亚热带,气候差异很大,故采药时间按照当地习惯因地制宜,但要选择药用植物有效成分含量最高时采收。有效成分的含量随不同生长季节及不同入药部位而异,如人参中皂甙以八

表 3-4　不同产地、品种麻黄中生物碱含量比较表

中 文 名	拉 丁 名	产 地	成　分　（%）			
			麻黄碱	伪麻黄碱	甲基麻黄碱	去甲麻黄碱
中麻黄	*E. intermedia*	阿富汗	0.006	0.002	-	-
		巴基斯坦	0.35	0.18	+	-
		栽培品*	0.30	0.045	+	-
山岭麻黄 （康藏麻黄）	*E. gerardiana*	栽培品*	0.04	0.97		
		栽培品*	0.03	0.07		
锡全藏麻黄	*E. gerardiana* *var . Sikkimensis*	不 丹	0.13	0.41	+	-
	E. nebrodensis *var . Procera*	巴基斯坦	0.84	0.12	+	-
木贼麻黄	*E. quisetina*	栽培品*	0.88	0.44	+	-
		栽培品*	0.77	0.51	+	-
		栽培品*	0.05	0.003	+	-
草麻黄 （华麻黄）	*E. sinica*	栽培品*	0.02	0.02	-	-
		栽培品*	0.009	0.008	-	-
双穗麻黄	*E. distachva*	栽培品*	0.003	0.04	-	-

＊原文未注明栽培处所。

月后含量最高,麻黄中生物碱秋季含量最高,槐花在花蕾时芦丁含量最高,青蒿中青蒿素的含量以七月中至八月中花蕾出现前为高峰,应在开花前采收,薄荷在部分植株开始有花蕾时,挥发油含量大。古人采药全凭经验,《本草经集注》序录说:"凡采药时月……其根物以二月、八月采者,谓春初津液始萌,未冲枝叶,势力淳浓故也;至秋枝叶干枯,津液归流于下……"《本草蒙筌》说:"实已熟,味纯;叶采新,力倍。"以臭梧桐的降血压作用为例,在五月开花前采摘的叶,对动物的降压作用强,开花后所采集的叶,降压作用减弱。

再以人参为例,季节变化对园参根中皂甙和糖分含量有显著影响,故采收应在 6～9 月,而不应在冬季。见表 3-5。

表 3-5　园参中皂甙和糖分含量的季节变化

月　份 成　　　　份 分	1	4	5	6	8	10	11	12
糖 分%	75.6	20	30.4				76.4	
皂 甙%	7	10.1		20.3	22.6	16.2		7.8

3·1·3　药用部位的影响

不同的药用部位所含化学成分的质和量都可能不同,所以其药理作用也不同。有人曾比较研究了各地所产白参、红参的不同部位的人参皂甙含量,发现有较大差异。又如麻黄生物碱的含量,以麻黄茎的髓部含量最高,麻黄节中含量较少,而根中则不含生物碱。

3·1·4　贮藏条件的影响

《本草蒙荃》说:"凡药贮藏,宜常提防,倘阴干曝干烘干未尽去湿,则蛀蚀霉垢朽烂,不免为殃。"贮藏不当,要霉烂变质、走油、虫蛀,会直接影响药理作用和医疗质量。所以要选择适宜的堆放场所,加强仓库管理工作,注意特殊药材的保管(如贵重药材、芳香性及胶类药材等),还要定期检查,防治虫害。贮藏不当,也可使含挥发油的药材氧化、分解或自然挥发(如樟脑、冰片、麝香)而使药效降低。有的成分会因存放时间长,而被酶所分解等。

3·1·5　炮制的影响

炮制前后,药材的成分质和量会有所变化,药理作用和临床疗效可因之不同。《本草蒙荃》曾从临床经验指出:"酒制升提;姜制发散;入盐走肾而软坚;用醋注肝而住痛;乳制润枯生血;蜜制甘缓益元……"

中药炮制从以下一些方面影响药理作用:

① 减毒,去毒。如半夏"生令人吐,熟令人下。"生半夏对胃粘膜有强大的刺激作用,故致呕吐;姜半夏却显示镇吐作用。据研究从生半夏的95%乙醇浸膏中分离出含有2分子右旋葡萄糖和苯甲醛而成的甙,其甙元有强烈刺激性;制半夏镇吐成分据称为葡糖醛酸的衍生物及一种水溶性甙,没有刺激性。乌头中含乌头碱,为对心脏的有毒成分,可致心肌纤维性颤动,经过浸漂、煎煮而使乌头碱分解破坏,故毒性降低、但乌头中的强心成分消旋去甲乌药碱耐热,故仍可保留其强心成分。

② 增效。如杜仲含大量杜仲胶,生杜仲煎出的有效成分甚少;炮制后则胶质破坏,故炒杜仲煎剂降低血压较生者为强。又如延胡索的有效成分为生物碱,水煎液溶出量甚少,醋炒后煎剂中溶出的总生物碱含量增加,故镇痛作用加强。

③ 改变药材成分的组成,加强或突出某一作用。如生大黄主要有泻下作用,炮制后的制大黄却出现较强抗菌作用。因生大黄的致泻成分以结合状态的蒽醌衍生物为主(如番泻甙 A、B、C、D),而游离状态的仅占一小部分,游离蒽醌(如大黄酸、大黄素、大黄酚、芦荟大黄素等)不具致泻作用,是抗菌成分。何首乌中也含结合性蒽醌衍生物,炮制后可促使结合性蒽醌衍生物游离。再以人参为例,一般生晒参不具有的成分,经制成红参后,其单体有所变化,且产生白参所没有的人参炔三醇、人参皂甙 Rh_1、20(R) – 人参皂甙 Rh_1、20(S) – 人参皂甙 Rg_3、20(R) – 人参皂甙 Rg_2 五种特殊成分,见表 3–6。而人参皂甙 Rh_2 据称对癌细胞增殖具有抑制作用。

④ 改进切制工艺,增加药效。药材炮制加工过程,可影响其内在成分,直接关系到其药理反应的性质和强度。如远志传统加工方法要"去心",但带心的全远志,毒性及溶血作用较去心远志为小,而镇静作用略强,故远志可以不去心。又钩藤原来只用其钩,耗时费力,现在证明其带钩的茎也有作用。

3·1·6　剂型和制剂的影响

同一种中药制成不同剂型,由于制造工艺和给药途径不同,往往影响药物的吸收和血液浓度,直接关系到药理作用的强弱。《神农本草经》指出"药性有宜丸者,宜散者,宜水煮者,宜酒渍者,宜膏煎者,亦有一物兼宜者,亦有不可入汤酒者,并随药性,不得违越。"说明古人早已注意到剂型对药效的影响。如枳实或者青皮煎剂口服,未见升高血压记载,但制成注射

表 3-6　红参与白参成分比较表

成　　　分	红参中含量(%)	白参(生晒参)中含量(%)
人参炔三醇 Panaxitriol	0.031(特有)	-
人参醇 Panaxynol	0.069	含量相近
人参皂甙 Rh_2	0.001(特有)	-
人参皂甙 Rh_1	0.006(含量高)	0.0015
20(R) - 人参皂甙 Rh_1	0.007(特有)	-
20(S) - 人参皂甙 Rg_3	0.009(特有)	-
人参皂甙 Rg_3	0.007,0.014(含量高)	0.0003
人参皂甙 Rg_2	0.015,0.024(含量高)	0.014
20(R) - 人参皂甙 Rg_2	0.007(特有)	-
人参皂甙 - Rg_1	0.217	
人参皂甙 Rf	0.057	
人参皂甙 Re	0.210	
人参皂甙 Rd	0.129	
人参皂甙 Rc	0.136	
人参皂甙 Rb_2	0.190	
人参皂甙 Rb_1	0.381	
人参皂甙 Ro	0.018	

剂静脉注射,却出现强大的升压作用。

《本草经集注》记载的"合药分剂法则",对药衡、切制要求、剂型、制药方法。直至用蜡用蜜等,都有一定规定。现代制药,要求更高,同一中药或复方,即使剂量相等,剂型相同,但由于各药厂生产制剂的工艺不同,疗效和毒性也往往有所区别。甚至同厂不同批号的产品,也不尽相同。为了保证不同批号不同药厂的同名产品有相同的疗效,应当采取一定措施,加强质量控制。目前制剂均按《中华人民共和国药典》规定或各省市卫生局批准的药品标准执行。对指导中成药制剂和统一产品的规格,起到良好作用。

3·1·7　剂量、煎煮火候和时间及用药方法的影响

剂量:在一定范围内,药物剂量的大小与其有效成分在血液中浓度的高低及其作用强度呈依赖关系。剂量过小,不出现效应;剂量过大,又可能出现中毒症状。所以一个药的最合适剂量常常是经过反复临床实践最终确定的。

中药大多数是天然药,其中又大多为植物药,由于产地生境、采收季节、贮藏、加工等条件不同,影响其有效成分的含量,更由于天然药中所含的有效物质有些可能仅为微量,故按合成药那样去严格规定最小有效量、极量、最小中毒量等往往是困难的。但毒性大的药物应规定剂量,以附子而论,四川、云南、贵州等省的某些地区,附子的一次用量很大,往往出现事故,而其他各省市用量却甚小。药典已对剧毒药作了明确规定,为了保证用药安全,处方均应严格遵照国家药典规定。临床上对中药新制剂的试用,尤其是注射剂也必须密切观察病

人对药物的反应,这就需要定出可靠的客观指标进行观察,积累数据,调整剂量,定出安全有效范围。

　　煎煮火候和时间:中药最习用的剂型是水煮煎汤。煮汤讲究火候时间。一般说来解表药火力要强,时间要短;补益药火力要温和,时间需稍长。而且根据药物性质提出"先煎"或"后下"等具体要求。如龙骨、牡蛎宜先煎;大黄、薄荷应后下。附子煎煮时间要求更长,以减少乌头碱的毒性。至于中成药的浸渍溶剂、浸渍时间和温度,都会影响药物质量。

　　用药方法:中药用法包括给药途径、给药时间和给药次数。古人早已注意用药方法,陶弘景指出:"有须酒服者、饮服者、冷服者、热服者";李东垣补充说:"凡云分再服、三服者,要令势力相及,并视人之强弱、病之轻重,以为进退增减。"说明一日用药二次、三次或多次的方法,自古有之。不同的用药方法,可以产生不同的药理反应。中药大部分为内服,如汤剂、丸剂、散剂、露剂、酒剂、膏滋剂等;也有外用药,在患病部位洗、吹、撒、敷、罨等;此外,点眼、滴耳、灌肠,也已常用。现代对于药物的成分提取及灭菌技术上的进步,已将某些中药或古方做成了注射液,不但提高了疗效,而且还发现了一些新作用、新用途,扩大了临床应用范围。如丹参注射液、生脉注射液的疗效就大于丹参片、生脉散;而枳壳、枳实、青皮注射液静脉注射,还出现显著的升高血压作用,可用以防治危重休克。

3·2　机体因素

　　机体因素也是影响药理作用重要因素,它包括生理情况、病理状态等。

3·2·1　生理情况的影响

　　体质、年龄、性别、情志等,对药物的作用发挥,影响甚大。中医学很强调秉赋不同对药效的影响。意指遗传因素、身体素质对抗病能力及药物反应,存在较大差异。临床上也存在不同种族或不同个体,对某药的治疗剂量相差多倍的现象。这种存于种属或种族间的不同,称为种属或种族差异;存在于个体之间的差异,叫做个体差异。

　　年龄不同,对药物的反应也不同。少儿期与老年人对药物的反应与一般成年人有区别。少儿期正在发育阶段,许多器官、系统的发育尚未完善,老年人肝肾功能普遍减退,都会影响药物的体内代谢及排泄功能,故用量应适当减少。中医学认为老年人体虚,对药物的耐受力较弱,故用攻病祛邪药物时宜减量使用;幼儿稚阳之体不能峻补,故小儿不宜用参、茸骤补。

　　不同性别,对药物的反应也有明显差异,妇女一方面因体重差异,一方面由于激素的影响,对某些药物的敏感性颇有不同。如定坤丹、调经丸,乌鸡白凤丸适用于妇科;而催吐药、峻泻药则禁用于孕妇。

　　情志、精神状态对药物的作用也有影响。所谓喜、怒、忧、思、悲、恐、惊等七情对药物作用的发挥,显有影响。

　　此外,药物的个体差异,有量的和质的两种表现。既有药理学上所谓高敏性、耐受性;也有极个别病人对某种药物发生的过敏反应。如口服人参糖浆、静滴生脉液等,都有过敏反应的报道。

3·2·2　病理状态的影响

　　病理状态也可以影响药物的作用,例如黄芩、穿心莲等药,对正常体温并无降低作用,只有发热病人用后,始现解热作用。又如五苓散在实验中对犬和小鼠不出现利尿作用,但对临床上患有水肿、小便不利的病人,则具有利尿作用。肝肾患病,功能减弱,可以影响药物体内的代谢过程,往往使药物的作用时间延长。还有人工发热动物模型所筛选出来的具有退热作用的中药,临床用于病人不够满意,如穿心莲;也有一些清热药对病人甚效,而实验结果并不一定理想,如白虎汤。这也说明动物模型与人的疾病之间,还存在某些差异。

3·3 环境因素

环境对药物的影响,也为众所周知。例如地理条件、气候寒暖、饮食起居、家庭环境、居住部位,都对人的健康有较大影响。人被环境影响精神不舒时,可直接影响药物的治疗效果。一般在四肢运动时,腹腔内脏的血流量减少,这对一些腹部疾患的恢复是不利的。此外,在肺部炎症时,如被迫过多劳动,可使炎症向周围组织扩散,病情恶化。

近年根据生物活动表现的昼夜节律,体温、肾上腺素、皮质激素分泌等的昼夜波动,常与外界环境的昼夜变化有关。药物作用也常呈现此种昼夜节律,例如附子、乌头,通过测定其所含乌头碱量及参附注射液的急性毒性,证实动物对其敏感性存在昼夜节律。乌头碱的毒性午时(13 点)最高(66.7%);戌时最低(13.3%),两组差异显著。参附注射液静脉注射时,子时 LD_{50} 值为 9.862g/kg,午时为 8.308g/kg。又如雷公藤的醋酸乙酯提取物是一治疗类风湿关节炎的药物,于 24 小时内按不同时辰,每 4 小时给小鼠分组给药,观察给药后一周内的死亡率,发现其毒性具有明显的时辰节律,以中午 12 点给药者死亡率最高,20 点至次晨 8 点给药者死亡率最低。

4 中药复方的药理

古之谓"七方",有大、小、缓、急、奇、偶、复,其中"复方"为二方、三方及数方相合之方,或别加余药及分两均齐之方。其意与今之复方概念有别。本章所论复方,系指两种或两种以上的药物,按照中医的四诊八纲、辨证论治的原则,针对病情有机地组合而成的方剂,系与单味药相对而言。由于疾病的病程和性质复杂多变,往往寒热交错,虚实并见,一时一身而数病相兼,只凭单味药难以照顾全面,故须将多种药物适当配合,利用其相互间的协同或拮抗作用,提高疗效或减少不良反应,以适应复杂病情的治疗。

追溯人类用药的历史,是以用单味药开始的。随着人们对药物认识的不断深化和对病因病机理解的逐步提高,才逐渐将药物配伍使用。《五十二病方》就是在这种思想指导下发展起来的。张仲景的伤寒金匮方,便是急慢性传染病学和多科杂症治疗的典范,是中国医学高度光辉发展的里程碑。从单方过渡到复方,是中药治疗学上的一个飞跃。

4·1 配伍原则

中药配伍是在长期医疗实践中积累的丰富经验和知识。《本草经》记载:"药有单行者,有相须者,有相使者,有相畏者,有相恶者,有相反者,有相杀者。凡此七情,合和时视之,相须相使者良,勿用相恶相反者。"说明药物有协同作用(相须相使),拮抗作用(相畏、相恶、相杀),相反作用(十八反)等,在配伍制方时均应注意。

4·1·1 相须相使配伍

李时珍说:"药有七情:独行者,单方不用辅也。相须者,同类不可离也,如人参、甘草、黄柏、知母之类。相使者,我之佐使也。"相须即是性能类似、药效方向一致的药同用,使其发生协同作用,提高疗效。荆芥配防风,同属辛温,可加强散风解毒作用;黄连、黄芩与大黄,同属苦寒,配伍后其清热解毒、降压作用加强;桂枝与麻黄配伍,可加强后者发汗解热功效。大黄配芒硝、泻下作用增强;地丁与蒲公英,消肿解毒作用增强。实验也证明黄连解毒汤较单味黄连抗菌作用强,并可延缓细菌耐药性的产生。

复方除具有上述增效作用外,还显示了多效性。遇病情复杂,一味药不能奏效时,可发挥复方的多效性,采取标本兼顾,照顾各个证候,全面施治。以普济消毒饮为例,方中芩、连、连翘、板蓝根清热解毒;薄荷、牛蒡子、僵蚕、柴胡疏散风热;桔梗、玄参、马勃能清热利咽;甘草、陈皮以和胃调中。本方为治大头瘟高热的主方,充分体现了治疗瘟毒的头面、咽喉诸证的作用。又如紫雪丹一方,其中生石膏、寒水石及滑石甘寒清热;玄参、升麻、甘草、犀角清热解毒;羚羊清肝热熄风;朱砂、磁石安神镇痉;麝香、木香、丁香、沉香以行气开窍;朴硝、硝石以泄热散结,所以治疗高热神昏等证有多效。两方全方虽尚缺少现代实验研究,但方中各药大多经过研究,表明有很好的抗菌、抗病毒、解热、镇静及抗惊作用。

多效并不等于万能,也非一方统治万病。清·吴鞠通说:"无不偏之药,则无统治之方……"所以方剂都有其针对性,并设加减法,显示其灵活性。

4·1·2　相畏、相杀配伍

李时珍说:"相恶者,夺我之能也。相畏者,受彼之制也。相反者,两不相合也。相杀者,制彼之毒也。"相畏,是利用拮抗作用减少毒性,如半夏畏生姜,即用姜来拮抗半夏的毒性。相杀,即一药消除另一药的毒性;相畏、相杀,都是减毒。是用相畏、相杀的配伍以抵消某种毒性,有时还能增强疗效。例如:黄连配吴茱萸,既可增强降逆止呕作用,又可避免黄连苦寒伤胃。生物碱能与鞣质发生沉淀反应,一些含生物碱的中药如黄连、黄柏、三颗针、十大功劳叶等与含有鞣质的五倍子、地榆等中药配伍时,可使水煎液中的生物碱含量降低,从而影响疗效。有中枢抑制作用的中药(酸枣仁、蝉蜕、芍药等)如与兴奋中枢的药(如茶叶、马钱子等)合用,则可减小后者的作用。在中药中不但巴豆、甘遂、狼毒、钩吻、附子、砒石有剧毒,而且一般药物也不是完全无毒,贵在用之得当。配伍目的就是使大毒减小而为低毒或无毒。甘草"和百药解百毒"之说,就是此理。实验证明,甘草浸膏及甘草甜素对某些药物中毒或食物中毒及体内代谢产物中毒,均显示一定的解毒作用。

4·1·3　相恶、相反配伍

相恶是一药减弱另一药的性能,如生姜恶黄芩、因黄芩能减弱生姜的温性。相反是两种药物同用,可能产生毒性或副作用,如乌头反半夏,古人认为"相反为害深示相恶"系"彼我交仇",不宜一起应用。以上相恶、相反乃属于配伍禁忌范围。

4·1·4　按"药对"作用配伍

药物配伍常利用"药对"以发展一组药物的特长。如延胡索与金铃子配伍,镇痛作用加强。五灵脂与蒲黄组成的"失笑散",比单用时效果更好。

4·2　复方药理的研究方法

复方除在临床上观察研究、总结疗效外,用现代科学方法的实验研究已引起多方的关注,复方的研究可以有多种途径,而各种途径又相互联系相互促进。

4·2·1　选方原则

选方应以临床疗效为基础。选择临床常用、组成简单的复方,先进行实验研究,制定药理指标,观察对动物离体及整体的反应及对病理模型的作用。也可先研究"药对"的基本作用,为了解复方的作用原理奠定基础。如当归与川芎、芒硝与大黄、天冬与麦冬伍用等都是重要的"药对"。由于他们组成简单,作用方向一致,故研究较易。也可从基本方着手。基本方一般疗效较好,组成比较简单,许多方剂都以此为基础再加味组成,开展研究较易,理论意义及实用价值较大。且研究了一个基本方的药理作用就可为研究与此有关的一类方的药理作用打下基础。如桂枝汤(桂枝、白芍、甘草、生姜、大枣)是桂枝汤类的基本方,能解肌发表,调和营卫,用于外感风寒表虚证。可设想研究其对感冒及流感病毒的抑制作用,对免疫、血液循环系统(主要是微循环)、胃肠道平滑肌及对环磷酸腺苷/环磷酸鸟苷的影响,以及解热镇痛作用等。本方重用桂枝成了桂枝加桂汤,治"气从少腹上冲心"的奔豚证,显示了桂枝的心脏作用;原方重用芍药成桂枝加芍药汤,适应证增加了"腹满时痛",突出了芍药治腹满痛的作用。桂枝加附子汤,治证有"手足冷,身痛不仁",显示附子有镇痛作用和改善微循环作用。原方加葛根称为桂枝加葛根汤,治桂枝汤证有项背强痛者,提示葛根能治项背强痛等。说明研究了桂枝汤一方后可为研究这一类的许多方子奠定基础。

方剂来源广泛,有历代医方书中的老方,也有现代临床报道的新方,还有经方、时方;不论什么方,总以有无疗效为依据。张仲景的《伤寒杂病论》方,多数是方简效高,故可以选作研究课题。但汉唐以后的方,也有很多屡经验证卓有成效的名方,特别是解放以来中医院校设立后的一些新方,病例多,验证广,符合当前防病治病需要,作为研究课题更切合实际些。另外有一些为人民群众喜用而方便有效的中成药,也是研究的重要对象。总之,选题应以疗效为基础。

4·2·2　指导思想

药理研究应在中医药理论指导下,与中医的理论和临床相结合。中医诊病处方要辨证,故中药复方研究,也必须与"证"相结合。注意那几味药怎样配伍,才能解决某"证",从而有可能阐明该味药或几味药在复方中所起的作用。如对血瘀证,应首先研究活血化瘀治则。须针对"证"的治疗,考虑复方药理研究中的病理模型问题。根据过去几年对冠心Ⅱ号方、通脉灵及其他有关活血化瘀方的研究,初步认为该类药物具有改善微循环、抗炎、抗变态反应、促进骨折愈合、抗癌等作用;可解除平滑肌痉挛,扩张毛细血管,改善组织缺氧,增加脑血管、肾血管及冠脉流量,抑制血小板聚集,增强纤维蛋白溶解活性,抗血栓形成等,此类药物的作用对用于血瘀证的治疗已提供了相当有说服力的药理依据。又如通过桂附八味及六味地黄丸治疗阴虚阳亢、肾阴虚型和肾阳虚型高血压,分别相当于神经原性、肾性和内分泌性高血压病,也促进并沟通了中西医结合研究工作。

4·2·3　研究方法

针对复方的多效性,复方药理研究的指标也相应要多样化,动物也不能限于一种,应根据复方要求选择实验动物,给药途径也要多种方法,先口服(灌胃)粗制剂,观察临床疗效的重现性,再适当提取,制备各种剂型,供多种途径给药,进一步探索其作用。制剂从粗到细,给药方法从口服到注射,在肯定作用的基础上进行作用机制分析。多效性不一定要求各种作用的研究全面铺开,可攻其一点,突破某一方面而打开全方作用研究的大门。

其具体的方法,要按课题的目的、要求而设计。首先要分析该复方的适应证,设计几项指标,除研究该方对正常机体的作用外,还要制造相应的病理模型,来验证复方的作用或疗效。药理作用不但要研究复方对整体的作用,而且还要用离体器官进行研究分析。其次,在全方研究的基础上,进行拆方研究,以便进一步了解那一味药或那几味药在该方中对某项指标起决定性作用。拆方的方法可以根据中医药理论将全方药物分成几个组,也可利用优选法、正交试验法以筛选有效的单味药。再次是在研究时,尽可能采用现代科学新成就、新技术、新方法。至于实验设计的要求、剂型、剂量的选择、观察时间、间隔和时程的安排,结果记录和分析等,都和合成药的实验设计与研究方法近似,同时也应熟悉毒性及安全试验方法及生物统计知识。

4·2·4　与其他学科的关系

存在与植化提取协作和精粗制剂两个争议问题。复方药理研究中应与植化提取协作,如同单味药的化学提取与药理作用探索相结合,相得益彰,对发生药理作用的物质基础,可以较易搞清。复方的成分复杂,药理反应更复杂,如何协作,需要在实践中找办法。复方配伍后,特别是炮制后进行配伍煎煮,成分之间相互作用,可形成新的成分或出现一些络合物及沉淀物,这方面问题已被学者所注意。几年来对中药复方的化学研究,已有长足的进展。

麻黄的研究已有几十年,称得上中药研究中较成熟的一味,但化学成分和药理作用还在不断有新的报告。单体左旋麻黄碱只是麻黄中有效成分之一,但它不能代表麻黄。麻黄汤中的麻黄也不能以麻黄碱来代替。麻黄中的其他成分各有其用,在复方中各扮演了不同的角色。为了搞清作用机制及受体部位,成分一定要纯。研究中药复方的作用,特别是其临床药理,在现阶段尚需多多进行粗制剂的实验研究工作。

4·3 复方药理研究的主要成就

近年来国内外都注意到复方的药理研究。根据中医基础理论,结合临床实践,对扶正培本、活血化瘀、理气开郁、通里攻下和清热解毒等治则,结合复方进行了系统探索,以期了解其共性和特性。

4·3·1 复方及中成药研究概貌

在结合中医临床进行的一些复方药理研究中,若以现代生理科学分类,发现主要作用于抗感染的复方有银翘散、菝葜合剂、排脓汤及排脓散、流感煎剂、三黄注射液、消炎解毒丸等。抗肿瘤复方有梅花点舌丹、当归芦荟丸等。

在主要作用于神经系统的复方中,主要对安宫牛黄丸的几种新剂型(醒脑注射液、牛黄醒脑注射液、清开灵Ⅰ、Ⅱ、新安宫牛黄针)、六神丸、灵猫香六神丸、柴胡桂枝汤等进行了药理研究。

在主要作用于心血管系统的复方中,药理研究得较多。如冠心Ⅱ号方、通脉灵、新冠心Ⅱ号方、生脉液、参附汤、芪附注射液、人参四逆汤、参麦注射液、冠心苏合丸、参麝活络丸、复方当归注射液等。

主要作用于呼吸系统的复方中,已研究的有益气活血气管炎方、复方灵芝、小青龙汤等。

在作用于消化系统的复方中,已研究的有四君子汤、四神丸、参苓白术散、补中益气汤、芍药甘草汤、清胰汤Ⅰ号、健脾Ⅰ号方、胆道排石汤、茵陈胆道汤、理中汤等。

抗实验性肝损害的复方,已研究的有茵陈蒿汤、三草汤、甘柴粉、清开灵Ⅰ号、川芎红花注射液等。

主要作用于泌尿系统的复方,已研究的有三金汤、排石汤等。

主要调整内分泌系统功能的复方,已研究的有莪术复方、甲瘤丸、玉泉丸、白虎加人参汤、竹叶石膏汤、八味丸等。

强壮药延缓衰老药方中,已研究的有龟龄集酒、首乌延寿丹、六味地黄丸、参杞冲剂、灵芝蜂王精等。

主要作用于血液及造血系统的中药复方中,已研究的有止血药庐山止血粉、云南白药;有降血脂的灵脂片、三黄泻心片及血浆代用品参附代血浆;升白细胞的复方核桃青皮制剂。

此外,还有影响免疫功能的复方有龟龄集酒及散、复方灵脂、参杞冲剂、玉屏风散、犀黄丸等;外用抗炎抗毒的中药复方白降丹、红升丹、云南白药、三七伤药片、消痔灵;治疗蛇伤的中成药群生蛇药、广西蛇药等。

4·3·2 复方药理研究的目的

1. 阐明复方的作用机制:复方作用的原理,可用药理学方法加以阐明。例如生脉散对动物实验性休克具有强心、升压作用。发现其强心作用系由于兴奋心肌的β受体,改善缺血心肌的合成代谢,抑制心肌细胞膜 ATP 酶活性,改善心肌细胞膜对某些阳离子的主动转运,并使心跳复搏等。这完全符合传统记载的益气养阴敛汗固脱的功能。

2. 剖析药物的配伍关系;通过药理研究,可以了解复方中某些药物的配伍关系是协同作用(增强或相加),还是拮抗作用。前已例举茵陈、栀子、大黄组成的茵陈蒿汤,利胆作用增强;柴胡和甘草或芍药合用,能降低柴胡的毒性反应等。再以六神丸为例,它由麝香、牛黄、蟾酥、雄黄、珍珠、龙脑六味药组成。现代研究证明,强心以蟾酥为主,系促进心肌能量代谢中必需蛋白激酶的生物合成;牛黄也有加强心脏收缩作用。抗炎作用研究提示,对毛细血管通透性有显著的抑制作用,比氢化考的松或芦丁强。牛黄和蟾酥配伍,蟾酥和麝香配伍都是相加作用;麝香与牛黄配伍为增强作用;故三药并用时作用显著增强,效力为芦丁的 8 倍。六神丸对肉芽肿形成也有抑制作用。当麝香、牛黄、蟾酥(2:3:3)配伍时有增强作用,效果为六神丸的8.2倍,比单味蟾酥大两倍多。又六神丸中的麝香、牛黄都能抑制白细胞游走,蟾酥单用则促进白细胞游走,但蟾酥与牛黄配伍,却使抑制作用增强。

3. 提高对复方立法组方的理论认识:白虎加人参汤是知母、石膏、人参、甘草、粳米组成的古方。有人将其用于动物实验性糖尿病的研究,结果指出:用汤剂口服,可使四氧嘧啶性糖尿病小鼠血糖降低,单味知母或人参口服,也有相同作用,其他三药则无明显降血糖效果。如人参、知母合用,则降血糖作用有所拮抗。在二者比例为 3:5 时,尚有降血糖作用。如1.8:1时,则降血糖作用几乎消失。人参剂量越大,二者合用时降血糖作用越差,但加入石膏则作用增强。即当知母、人参在一定剂量比例配伍降糖作用减弱时,石膏加入可恢复其降血糖效能。如再加入甘草、粳米、也出现相加作用。

4. 发现新用途:可进行老药新用,老方新用的研究。例如柴胡桂枝汤由柴胡、黄芩、半夏、芍药、桂枝、大枣、人参、甘草和生姜所组成,原以发热,微恶寒,肢节烦痛,微呕,心下支结为主证。近由药理研究证明柴胡桂枝汤对蜗牛神经元的自发放电活动有抑制作用并有抗小鼠听源性惊厥作用。至于青皮、枳实抗休克作用的研究,生脉散、参麦饮药理研究都是老药新用的发展例证。这样从临床观察到实验研究,再从实验到临床,反复探讨,可以发现更多的效用。

5. 创制新方:原由苏合香油、青木香、沉香、麝香、丁香等 15 味药组成的苏合香丸,精简而成六味药的冠心苏合丸(青木香、檀香、苏合香、冰片、乳香、朱砂),经药理实验以扩张冠脉增加冠脉流量为指标,发现苏合香、冰片作用显著,改变剂型后称苏冰滴丸。这是与苏合香丸差异很大的一张新设处方。由六神丸组方开始,以后围绕这张基本方而出现的救心丸、益心丸、环心丹、中国活心丹、麝香保心丸等都是据以创制的新方。

4·4　研究复方应注意的事项

1. 复方研究中发现的某种成分不能代表原方:如当归芦荟丸在临床上治慢性粒细胞性白血病有一定疗效。拆方研究后发现青黛是有效药,于是又从青黛中提取成分得到靛玉红,临床疗效明显提高,这说明在治疗"慢粒"方面,靛玉红可以代替原方。但不能代表原方在其他方面的疗效,因为原方尚能治肝胆实火而致的眩晕、胁痛、惊悸、抽搐、谵语、发狂、便秘、溲赤等症,均非靛玉红所能奏效。

2. 古方简化改造后不能废弃原方:例如六神丸因原料紧张,药价较贵。有人从原方中减去三味贵重药,仅取雄黄、龙脑、牛黄(改用人造牛黄)和甘草,桔梗、黄芩、大黄、石膏组成牛黄解毒片,则和六神丸大不相同。最近又见市售"六应丸"也和六神丸迥异,我们认为这类制剂仅作为新配方,不能代表原方,所以不能废弃原方。

3. 复方研究时应注意原方制剂要求及适应证:复方研究时应密切注意组成各药的原材

料,炮制方法及制作工艺,并应根据原方适应证设计一些药理指标。将原方制成符合指标或模型使用的剂型,用不同剂量对多种动物,进行各种途径的给药方法,以观察药理反应的性质与强度。

4. 认真分析研究结果:对药理研究复方所取得的结果,应严肃对待,认真分析,找出拆方研究过程中各味药在复方中所起的作用及其作用大小,要有逻辑性和科学性。例如给小白鼠腹腔注射某复方而得到的促进免疫功能的结果,没有口服对照组,往往是令人难以信服的。

5. 其他事项:①药材品种必须鉴定保证质量。因为中药同名异物,同物异名的现象普遍,一种药物也常有数个品种,质量差异很大,这类问题不解决,就无法进行分析研究。②注意药物的提取方法及实验动物种属、剂量、用药方法、给药时间及温度等客观条件。由于提取方法的不同,所含成分差异很大。在不同时期、时间、温度下给药可能产生相反的结果,尤其是对温、补、清、泻及理气理血等类中药更应注意。③剂型不同,作用也有区别。复方多数是汤剂,成药有丸散膏丹,剂型虽多样,但大多数口服。一经提取,除口服外,还要在动物身上多种途径给药,结果会出现一些新情况,发现一些新问题,甚至得出一些与传统经验相互矛盾的结果,致使研究报告不能符合中医临床的要求,所以剂型要固定,制剂要稳定。④动物模型与中医辨证力求符合或近似。复方研究中用的病理模型很重要,在临床上治疗某证的复方,在动物实验时却以正常动物为实验对象,不但存在种属及个体差异,而且存在生理病理区别,如何模拟人类复杂病情,制造适合复方研究要求的多样化病理模型,目前还存在一定困难。⑤复方药理研究结果的重现性不够强,所以在研究时客观条件要稳定,总结前要反复实践,使重现性加强,力求结果准确可靠。

复方的药理研究很必要,但在目前还是一个薄弱环节,建议今后应从以下几个方面努力改进:

药理学工作者必须克服对复方研究时存在的难以下手的情绪。即使研究一张组成复杂的复方耗时费力,也要勇于承担任务,克服困难。

中药成分相当复杂,复方的有效成分分析和提取,困难更多,希望植化工作者与药理工作者加强协作。

复方中的古方有加减法,今方有基本方,也有随证加减。在研究时,希望处方要相对固定下来,非不得已,不轻易改变处方,一经变化处方,会给实验研究带来很大损失。

复方组成和主治功能本身存在问题。如组成复方的多味药,有的是对因治疗,有的是对症治疗,因为治疗范围广,显示它的多效性,到底主治哪项是主要,会随病人病情随时变易,所以适应证罗列得很多,使药理研究者难以抓住重点予以突破,建议选方或制方时,取药味精简,疗效显著,以便制定研究指标。以上存在的一些问题,相信通过不断的努力,会逐步解决。

5　解表药

凡以发散表邪,解除表证为主要作用的药物称为解表药。解表药一般都具有发汗的功效,通过发汗而达到发散表邪,以解除表证的目的。部分药物兼有利尿退肿、止咳平喘、透疹和止痛等作用。

所谓表证,就是指病在浅表。多见于外感初期,肺部受邪,症状有恶寒、发热头痛、无汗或有汗、鼻塞、咳嗽、苔薄白、脉浮等。相当于现代医学的上呼吸道感染及传染病初期的症状。表证是由外邪侵犯肌表所引起,可分表热证和表寒证两型。后者又有表实与表虚之别。发热、无汗、恶寒、脉浮紧等寒象较明显的为表实证,以麻黄汤主之;发热、自汗、恶风、脉浮缓等寒象较轻的为表虚证,以桂枝汤主之。表热证是指发热为主,既不恶寒,又不恶风,口渴、咽痛、舌质红、脉浮数等热象较明显的表证,以桑菊饮、银翘散主之。

解表药根据其性味和临床功效的不同,可分为发散风寒药和发散风热药两类。发散风寒药多属辛温,故又名辛温解表药,适用于风寒表证,代表药物有麻黄、桂枝、荆芥、防风等;发散风热药多属辛凉,故又名辛凉解表药,适用于风热表证,代表药物有柴胡、葛根、牛蒡子、薄荷、菊花等。

据近代研究,认为解表作用与以下药理作用有关。

1. 发汗作用:祖国医学认为本类药物一般都有发汗或促进发汗的作用,通过发汗使表邪从汗而解,有所谓"其在皮者汗而发之","体若燔炭,汗出而散"的理论,可见发汗是中医治疗表证的重要治法之一。解表药中以发散风寒药类的发汗作用较强,其中以麻黄配桂枝的作用尤为显著,如麻黄汤就是一典型发汗为剂。麻黄中所含挥发油有发汗作用,近有资料证实麻黄碱和麻黄水溶性提取物能促使实验动物发汗。生姜的挥发油和辛辣成分(姜酚及姜烯酚)能使血管扩张,促进血液循环。受寒后煎服生姜汤则感觉全身温暖,说明生姜能改善体表血循环而协助发汗。桂枝也因能扩张末梢血管,促进皮肤表面的血液循环而加强麻黄的发汗作用。

2. 解热作用:本类药物大多有不同程度的解热作用,使实验性致热动物体温降低,以柴胡作用最显著,桂枝、荆芥、防风、葛根、紫苏、浮萍等也有一定的退热效果。其作用方式,有通过发汗,或促进发汗,以及通过抗炎、抗菌和抗病毒等作用而促使体温下降。此外,葛根等还有降低正常体温的作用。

3. 镇痛作用:柴胡、桂枝、细辛、防风、紫苏等对小鼠尾部机械压迫法或醋酸扭体法等引起的疼痛反应均有明显的抑制作用,表明它们均有一定的镇痛作用。

4. 抗菌、抗病毒作用:体外实验证明,柴胡、桂枝、紫苏、防风、薄荷、桑叶等对多种细菌,如金葡菌、溶血链球菌、伤寒杆菌、痢疾杆菌、结核杆菌以及某些致病性真菌分别有一定的抑制作用,麻黄、桂枝、柴胡、紫苏、菊花等对流感病毒有一定的抑制作用。

表 5　解表药主要药理作用总括表

类别	药名	发汗	解热	镇痛	抗菌	抗病毒	其他
辛温解表药	麻黄	+	+			+	平喘,利尿,升压,中枢兴奋,抗炎,抗过敏
	桂枝		+	+	+	+	镇静,催眠,强心,健胃
	荆芥		+				消炎
	防风		+	+			利尿
	细辛		+	+	+		局麻,强心
	生姜			+			止吐
	藁本			+			
	紫苏			+	+		
辛凉解表药	柴胡		+	+		+	保肝,降血脂,利胆,抗炎等
	葛根		+				扩冠,增加冠脉流量
	菊花				+		
	薄荷	+	+				消炎,止痒
	牛蒡子				+		利尿
	桑叶		+				祛痰,镇咳
	浮萍	+	+				

麻　黄

本品为麻黄科植物草麻黄 *Ephedra sinica* Stapf.、中麻黄 *E. intermedia* Schrenk et C. A. Mey. 或木贼麻黄 *E. equisetina* Bge. 的干燥草质茎。性温,味辛,微苦。具有发汗解表、宣肺平喘、利水消肿等功效。《本草经》记载本品主"伤寒、温疟。发表出汗,去邪热气,止咳逆上气,除寒热"。麻黄的成分主要含多种生物碱和少量挥发油。生物碱中主要有效成分为左旋麻黄碱(L-ephedrine),占总生物碱的 80% ~ 85%;其次为伪麻黄碱(D-pseudo-doephedrine),以及微量的 L-N-甲基麻黄碱(L-N-methyl-ephedrine)、D-N-甲基伪麻黄碱(D-N-methyl-pseudo-ephedrine)、去甲基麻黄碱(L-nor-ephedrine)、去甲基伪麻黄碱(D-nor-pseudo-ephedrine)和麻黄次碱(麻黄定 ephedine)等;挥发油中含 I-α-松油醇(I-α-terpineol),此外尚含鞣质等。

药理

1. 发汗作用:麻黄发汗为几千年来临床所证实,古人也正是利用其发汗作用治疗风寒束表、腠理闭塞、肺气不宣、发热无汗的表实证。麻黄的发汗作用,近代作了不少的研究。实验证明麻黄的挥发油有发汗作用,也曾有人观察到在一般情况下,麻黄碱虽不能诱发人体出汗,但当人处在温热环境中,用麻黄碱 50 ~ 60mg,经 0.5 ~ 2.0 小时后,汗腺分泌确比未用麻黄碱者更多更快,这与古人用药相吻合。如服用麻黄汤后加以温覆就能使周身出汗,若不温覆则汗出不多。近年来报道用 L-麻黄碱给猫静脉注射(70mg/只)或口服 2mg/kg,或口服 L－甲基麻黄碱 4mg/kg,测得其后肢足蹠放散的水分量增加,这种作用在切断坐骨神经时消失,但用 20％的麻黄煎剂皮下注射及口服未见上述作用。并观察到给大鼠口服水溶性提取物,在 75～300mg/kg 的范围,呈现剂量依赖性发汗作用。其发汗作用有人认为可能是由于麻黄阻碍了汗腺导管对钠的重吸收,而导致汗液分泌增加。

麻黄根有止汗的作用,根的生物碱部分能抑制低热和烟碱所致的发汗,此与临床经验相吻合。

2. 平喘作用:麻黄平喘,沿用千年,但其作用及作用机理的探讨,直至本世纪三十年代始进行。大量的实验研究证明,麻黄碱是平喘的有效成分。平喘机理主要是通过以下环节:①促进肾上腺素能神经和肾上腺髓质嗜铬细胞释放去甲肾上腺素和肾上腺素而间接发挥拟肾上腺素的作用。②因其化学结构与肾上腺素相似,亦可直接与支气管平滑肌上的 β－肾上腺素受体结合,使支气管平滑肌松弛。③阻止过敏介质的释放。④直接兴奋 α－肾上腺素受体,使末梢血管收缩,从而可缓解支气管粘膜的肿胀,对哮喘的发作和预防有效。

麻黄碱的平喘作用与肾上腺素相比,其特点是显效较慢,而作用温和、持久,且口服有效。

3. 利尿作用:麻黄有一定的利尿作用,以 D－伪麻黄碱作用最显著。麻醉犬静脉注射 D－伪麻黄碱 0.5～1.0mg/kg,尿量可增加 2～5 倍,且一次给药作用可维持 30～60 分钟;家兔静脉注射 D－伪麻黄碱 0.2～1.0mg/kg,亦可见尿量明显增加,但当剂量增至每 kg1.5mg 以上时,尿量反见减少。利尿作用的机理,有人认为是由于其扩张肾血管使肾血流增加的结果;也有人认为是阻碍肾小管对钠离子重吸收的缘故。

4. 其他作用:

① 抗过敏。体外实验证明,麻黄水提取物及乙醇提取物能抑制过敏介质释放;但无抗组胺等介质的作用。在溶血素试验中发现,水提取物 1×10^{-3}g/ml 及乙醇提取物 1×10^{-4}g/ml 能使溶血率减少到对照组的 70％以下,表明有抗补体作用。

② 升高血压。麻黄碱能兴奋肾上腺素能神经而使心跳加快,心肌收缩力增强,心输出量增加,血管收缩,血压升高。因其同时兴奋 α、β－肾上腺素受体,故收缩压的升高较舒张压明显,其升压特点是缓慢、温和、持久;反复应用易产生快速耐受性。

③ 兴奋中枢神经系统。麻黄对中枢神经系统有兴奋作用,以麻黄碱最为突出,治疗剂量即能兴奋大脑皮质和皮质下中枢,引起精神兴奋、失眠等症状,并可缩短巴比妥类催眠作用时间,亦能兴奋中脑、延脑呼吸中枢和血管运动中枢。

④ 解热,抗病毒。实验证明,用牛乳引起人工发热的家兔,麻黄挥发油乳剂有解热作用。麻黄的挥发油对流感病毒(亚甲型,AR_3)亦有明显的抑制作用。此外,麻黄提取物的水溶液静脉注射能引起实验家兔胆汁分泌增加,呈现利胆作用;D－伪麻黄碱口服 50mg/kg 能使实验动物血管通透性降低而呈现抗炎作用。有人从麻黄 E. intermedia 中分离出抗炎有效成分 ephedroxane (I)。近来有人报道麻黄碱能引起并增强离体小鼠输精管自发性收缩,其收缩作用需要有钙离子的参与,并能被酚妥拉明所拮抗。麻杏石甘汤还有扩张末梢血管、促进胸膈淋巴液环流作用,对豚鼠平滑肌脏器有抗乙酰胆碱、抗组胺和抗 Ba^{2+} 的作用。

综上所述,麻黄发汗解表、宣肺平喘、利水消肿的功效与现代研究资料一致。通过发汗开发腠理,驱除风寒表邪;通过解除支气管平滑肌的痉挛、抗炎、抗过敏、解热、抗病毒、减少支气管粘膜的肿胀等作用而达到宣肺平喘。通过利尿、发汗达到消除水肿。

5. 毒性作用：麻黄毒性较小，其所含的麻黄碱毒性较伪麻黄碱大，能引起小鼠眼球突出，举尾反应和紫绀。用麻黄提取物给小鼠腹腔注射，可见眼眶内出血、眼球突出，有人认为是麻黄中的中性物质协同所引起。

应用

1. 治感冒风寒，发热，恶寒，头身痛，无汗的表实证：常配桂枝以助其发汗解表之功，如麻黄汤。

2. 治风寒束表，肺气壅闭的喘咳证：常与杏仁配用取杏仁降气化痰，以加强其止咳平喘的作用，临床有"麻黄以杏仁为臂助"之说，加三拗汤。若为肺热喘咳，常与石膏配用，以增强其清肺热而平喘的效果，加麻杏石甘汤。近代报道用本方加减治肺炎、支气管炎、哮喘等呼吸道感染均获较满意的效果。

3. 治风水型水肿：主要治腰以上水肿，或头面部、四肢水肿或急性水肿兼有表证者。常与生姜、石膏、白术等配用，如越婢加术汤。

近代报道用麻黄连翘赤小豆汤治急性肾炎有一定的效果。

桂 枝

本品为樟科植物肉桂 *Cinnamomum cassia* Presl. 的干燥嫩枝。性温，味辛、甘。具有发汗解肌、温经通阳等功效。据《本经疏证》记载，和营、通阳、利水、下气、行瘀、补中为桂枝六大功效。其成分含挥发油（桂皮油），油中主要成分为桂皮醛（cinnamic aldehyde）、桂皮酸（cinnamic acid），并含少量乙酸桂皮酯（cinnamyl acetate）、乙酸苯丙酯（phenylpropy acetate）。此外，尚含鞣质、粘液质及树脂等。

药理

1. 扩张血管、促进发汗：桂枝单用发汗力弱，常与麻黄配伍，如麻黄汤，则发汗力增强；与生姜配伍，如桂枝汤，发汗力弱，临床使用桂枝汤主要是用于感冒风寒、营卫不和所致的恶风、发热自汗的表虚证。但发汗作用并非是其主要功效，其主要作用是温经通脉，调和营卫，而达到散寒解肌的目的。近代研究证明，桂皮油能使血管扩张，调整血液循环，使血液流向体表。由于桂枝能增强血液循环，促使血液流向体表，从而有利于发汗和散热，这与祖国医学理论温经通络，透发热气的功效相吻合。

2. 抗菌、抗病毒作用：体外实验证明，桂枝水煎剂对金葡菌、伤寒杆菌以及某些常见的致病性真菌均有较强的抑制作用。醇提取物对大肠杆菌、金葡菌、肺炎双球菌、炭疽杆菌、霍乱弧菌等也有抑制效果；桂皮油、桂皮醛对结核杆菌有抑制作用。此外，对流感病毒亚洲甲型京科 68 - 1 株和孤儿病毒（$ECHO_{11}$）均有抑制效果。

3. 其他作用：

① 解热。桂枝煎剂、桂枝汤、桂皮醛和桂皮酸钠对由伤寒、副伤寒疫苗致热的家兔以及对正常小鼠的体温均有降温作用，其降温作用可能是由于皮肤血管扩张促使散热增加以及促进发汗的结果。

② 镇痛。桂枝能提高痛阈，桂皮醛有轻度的镇痛作用。近来用热板法和醋酸扭体法证明桂枝汤有明显的镇痛作用，75％桂枝汤的镇痛作用与 0.1％吗啡作用相似。

此外，桂枝汤、桂皮醛尚有镇静作用，并能延长环己巴比妥钠的催眠作用时间；桂枝还有抗惊厥、抗过敏和健胃作用。桂枝汤对甲醛性炎症有较强的抑制作用。动物实验还证明，五苓散的利尿作用以其中的桂枝作用最强、利尿方式可能与汞撒利相似。

应用

1．治感冒风寒、恶风、发热、自汗的表虚证：常与生姜、白芍等配用，如桂枝汤。

2．治风寒湿痹痛：如治风湿性关节炎，常与羌活、独活、防风、当归、附片等配用，以祛风寒、活血通络。

3．治经闭腹痛、月经不调、腹部癥瘕等证：常与当归、川芎、赤芍、桃仁、红花等配用。近年报道，桂枝茯苓丸治子宫肌瘤有较好疗效；治经绝期综合征也有一定效果。

4．治心阳不振而致的胸痹心痛：常与瓜蒌、薤白、红花、五灵脂等配伍。治水饮凌心的心悸怔忡、浮肿等，常与茯苓、猪苓、白术、泽泻、炙甘草等配伍，有助心阳和温化水饮之功。临床也有用以治疗风湿性心肌炎、急性心肌梗塞者。

5．治冻疮：用桂枝加当归汤，可获良效。

柴　胡

本品为伞形科植物柴胡 *Bupleurum chinense* DC.、狭叶柴胡 *B. scorzone - rifolium* Willd. 或同属数种植物的干燥根。按性状不同，分别习称为"北柴胡"和"南柴胡"。须注意大叶柴胡 *B. longiradiatum* Turcz. 的干燥根有毒，不可药用。此外，日本应用的三岛柴胡 *B. falcatum* L. 是狭叶柴胡的变种。柴胡性微寒，味苦、辛。其主要功效为透表泄热，疏肝解郁，升举阳气。《本草纲目》载"治阳气下陷，平肝、胆、三焦、包络相火以及头痛、眩晕、目昏诸疟，及妇人热入血室、经水不调、小儿痘疹余热、五疳羸热。"等。各种柴胡的成分基本相似，主要含皂甙（skaiko - side a、b、c、d 四种）、甾醇（主要为 α - 菠菜甾醇 α - spinasterol，尚有豆甾醇 stigmasterol 等）、挥发油（柴胡醇 bupleurmol 等）、脂肪油（为油酸、亚麻仁油酸、棕榈酸、硬脂酸等的甘油酯）等；此外尚含生物碱、葡萄糖、氨基酸等。茎叶尚含黄酮类。

药理

1．解热作用：中医临床常用柴胡治寒热往来的半表半里之热有确切的疗效。所谓寒热往来是指恶寒时不发热，发热时不恶寒，二者交替出现的症状。近代研究证明，柴胡煎剂、醇浸膏、挥发油以及粗皂甙等制剂对由伤寒、副伤寒疫苗或酵母液等所引起的动物实验性发热，均有明显的解热作用，而且还能使正常动物的体温降低。这与其能透表泄热的理论完全一致。

2．抗菌、抗病毒作用：体外实验证明，柴胡煎剂对溶血链球菌、霍乱弧菌、结核杆菌和钩端螺旋体有一定的抑制作用；对流感病毒亦有较强的抑制作用。此外，尚具有抗肝炎病毒和抑制Ⅰ型脊髓灰白质炎病毒引起细胞病变的作用。

3．对脂质代谢和肝、胆的影响：柴胡具有疏肝解郁的功效。经近代研究证实，柴胡具有明显的保肝、降血脂和利胆作用。实验证明，柴胡皂甙肌内注射能使实验性高脂血症动物的胆固醇、甘油三酯和磷脂的水平降低，其中以甘油三酯的降低尤为显著；还能加速胆固醇－ C^{14}和其代谢产物从粪便排泄。影响脂质代谢的主要成分认为是皂甙元 a 和 d。此外，发现柴胡醇、特别是 α - 菠菜甾醇也能使喂饲高胆固醇动物的血浆胆固醇水平降低。柴胡对多种原因（如四氯化碳、伤寒疫苗、卵黄、霉米、D - 半乳糖胺等）引起的动物实验性肝功能障碍有一定的治疗作用，能使谷丙转氨酶和谷草转氨酶降低，组织损害减轻，肝功能恢复正常。临床也证实其降酶幅度大，速度快。柴胡的保肝作用以复方更佳，逍遥散、小柴胡汤、甘柴合剂对实验性肝损伤的研究中均已表明,能使肝细胞的肿胀、变性和坏死明显减轻,肝细胞内蓄积的肝糖元以及核糖核酸含量大部分恢复或接近正常,并能抑制肝细胞的脂肪性变以及谷丙转氨酶的活力减小,促进纤维吸收等作用。实验证明柴胡皂甙能使葡萄糖 – 6 磷酸酶(G – 6 – pase)、菸酰胺 – 腺嘌呤 – 二核苷酸磷酸 – 细胞色素还原酶(NADPH – Cyt. reductase)的活性显著降低。大、小柴胡汤还能使琥珀酸 – 细胞色素还原酶(Succinate – Cyt. rednctase)的活性降低,线粒体的体积变小。

关于柴胡的保肝作用,有人认为是由于皂甙对生物膜直接保护作用的结果,也有认为是与肾上腺分泌糖皮质激素有关;因柴胡皂甙可使血浆中促肾上腺皮质激素(ACTH)增加,进而使皮质甾醇升高,因此认为柴胡皂甙有通过脑垂体使糖皮质激素分泌增加以及拮抗甾体激素对肾上腺萎缩的作用;从而提高机体对非特异性刺激的抵抗能力。

此外,柴胡还具有明显的利胆作用,能使实验动物的胆汁排出量增加,使胆汁中胆酸、胆色素和胆固醇的浓度降低。

4. 抗炎作用:柴胡皂甙具有明显的抗炎作用,对正常和去肾上腺的大鼠,由角叉菜胶、5 – HT、组胺、左旋糖酐、醋酸等引起的足蹠和踝关节肿胀均有明显的抑制作用,并能抑制白细胞的游走和组胺的释放;在抑制棉球肉芽肿的同时,可使肾上腺肥大和胸腺萎缩,提示其抗炎作用较复杂,除肾上腺皮质有刺激作用外,尚对炎症过程的许多环节如渗出、毛细血管通透性增加、炎症介质的释放、白细胞的游走、结缔组织增生都有一定的影响。另有实验证明,柴胡皂甙能增强糖皮质激素的抗炎作用。

5. 镇静、镇痛、镇咳作用:柴胡粗皂甙对中枢神经系统有明显的抑制作用,能使实验动物的自发活动减少,条件反射抑制;并能延长环己巴比妥的睡眠时间;拮抗咖啡因和去氧麻黄碱的中枢兴奋作用。近有资料表明,柴胡桂枝汤对蜗牛神经细胞的放电活动有抑制作用,亦可抑制小鼠听源性惊厥。临床也有用本方试治癫痫的报道。

对小鼠压尾刺激法和醋酸扭体法所引起的疼痛反应均有较明显的抑制作用。用电击鼠尾法,柴胡皂甙能使痛阈明显提高。柴胡以及粗皂甙有较强的镇咳作用,镇咳强度略低于可待因。

6. 其他作用:

① 影响胃肠道功能。柴胡粗皂甙对动物应激性胃溃疡以及幽门结扎法、醋酸法、组胺溃疡等均有防治的效果。还能明显增强乙酰胆碱对离体豚鼠小肠和离体兔肠的收缩作用,但对组胺引起的收缩无任何影响。近有资料表明柴胡复方制剂对乙酰胆碱、氯化钡、组胺等所引起的肠道平滑肌痉挛有对抗作用。

② 犬静脉注射粗皂甙还可见暂时性的血压下降和心跳变慢。

7. 毒性作用;柴胡皂甙有明显的溶血作用,这是由于其干扰生物膜的结果,可能是通过影响细胞膜负电荷的变化而引起。柴胡毒性较小,柴胡皂甙小鼠口服的 LD_{50} 为 4.7g/kg,腹腔注射为 0.1g/kg。

应用

1. 用于寒热往来,邪在少阳的半表半里证:取其"和解少阳"或"发表和里"的作用,常与黄芩、半夏、甘草等合用,如小柴胡汤。

此外,常与草果、常山、青皮等配伍治疟疾的寒热往来。

2. 透表泄热:临床用柴胡注射液、柴葛知膏汤治流感、上呼吸道感染、支气管炎、肺炎等据报道均有较好的疗效。

3．用于肝气郁结所致胸胁胀痛、月经不调以及月经痛等：此乃利用其镇痛、镇静、保肝、降血脂等作用。常与香附、郁金、赤芍、青皮、当归等配伍以增加其理气、止痛、活血祛瘀之效果。如逍遥散。近年来有用甘柴合剂、小柴胡汤等治急性病毒性肝炎、慢性肝炎的报道。

此外，还有用复方大柴胡汤加减，以及用小柴胡汤加减治急性胰腺炎 50 例均收到较满意的效果。

4．用于气虚下陷，内脏下垂等证；常与升麻、黄芪等配伍，如补中益气汤。

近年来用柴胡桂枝汤治癫痫，用小柴胡汤加味治疗胆汁反流性胃炎取得一定疗效。

葛　根

本品为豆科植物野葛 *Pueraria lobata*（Willd.）Ohwi. 或甘葛藤 *P. thomsanii* Benth. 的干燥根。性凉，味甘、辛。具有发表解肌、升阳透疹、解热生津等功效。《名医别录》载本品"疗伤寒中风头痛，解肌发表，出汗开腠理，疗金疮止痛，胁风痛"等。其成分主要含黄酮类物质，有大豆苷（daidzin）、大豆素（daidzein）、葛根素（puerarin）、大豆素 – 4′,7 – 二葡萄糖苷（daidzein – 4′,7 – diglucoside）、葛根素 – 7 – 木糖苷（puerarin – 7 – xyloside）、4′、6″ – O – 二乙酰葛根素（4′,6″ – O – diacetylpuerarin）。

药理

1．解热作用：葛根醇浸液口服，对伤寒混合菌苗致热的家兔有较强的解热作用。有人认为葛根粉能使皮肤血管扩张，促进散热，并能使呼吸运动加强，增加水分排出而使体温下降。近年用葛根经丙酮、甲醇和水进行连续提取所获得的十三种成分（$PA_{1~5}$、$PM_{1~5}$、$PW_{1~3}$）进行实验，发现 PA_4、PA_5、PM_2 和 PW_3 都能使小鼠体温降低，而 PM_4、PM_5 和 PW_2 则使其上升。这说明原生药中存在着药理作用相反的物质。

2．对心血管系统的作用：

① 降血压。葛根煎剂、浸剂和总黄酮都有一定的降压效果，如静脉注射葛根总黄酮 5 ~ 30mg/kg 后，可使正常麻醉犬的血压下降，剂量增加，作用增强。给不麻醉的高血压犬静脉注射总黄酮或用葛根水煎剂、醇浸膏治疗，也有一定的降压效果。实验还观察到葛根醇浸剂、葛根素能减弱去甲肾上腺素和乙酰甲胆碱对高血压犬的升压或降压反应。其温和的降压作用已为临床所证实。

近来用脊髓大鼠生物测定法测定正常人和高血压以及冠心病患者血浆儿茶酚胺（CA）的含量，并观察葛根黄酮对血浆 CA 的影响，结果表明：高血压和冠心病患者的血浆 CA 比正常人高。高血压患者静注葛根素后，血压下降，心率减慢，血浆 CA 含量减少。说明葛根素可能有降低交感神经功能的作用。另有实验证明，葛根和葛根素能对抗异丙肾上腺素诱发的离体或在体心脏的兴奋作用，并能降低正常心率和血压；葛根 750mg/kg 所产生的抗异丙肾上腺素的效应与心得宁 0.1mg/kg 相似。因此认为葛根是一种有效的 β – 肾上腺素受体阻滞剂，β – 阻滞作用是其降压和抗快速型心律失常的机理之一。

② 影响脑循环。《伤寒论》记载，本品可治"项背强几几，无汗恶风。"近年来用葛根治疗突发性耳聋、偏头痛，疗效显著，对高血压患者的头痛、项强、头晕、耳鸣症状可见明显改善，但多数病人的血压下降不明显。上述疾病和症状的发生，有人认为是与中枢性血管功能紊乱或血管痉挛有关。将葛根总黄酮注入颈内动脉能使麻醉犬的脑血流量增加，脑血管阻力

降低,显示葛根有扩张脑血管的作用。实验中用乙酰甲胆碱或去甲肾上腺素引起脑血管功能改变时,葛根可使脑血流量恢复到给药前的水平,说明它能使异常的脑循环正常化。加之葛根尚能减弱去甲肾上腺素的升压反应,这些作用都可能是其改善头痛、项强的原因。实验还证明,葛根总黄酮也可扩张外周血管,使外周阻力降低,这也可能是其缓解高血压病人肢麻的原因之一。

③ 影响冠脉循环。给麻醉开胸犬冠脉内注射葛根总黄酮后血流量明显增加。静脉注射总黄酮和葛根素也能使冠状动脉扩张。总黄酮还能对抗垂体后叶素引起的冠状动脉痉挛,说明葛根有改善冠脉循环的作用。此外,葛根总黄酮还能降低心肌耗氧量,减低心肌氧代谢和乳酸代谢、提高心肌工作效率。其改善冠脉循环的作用在临床也得到了证实。因此,葛根能缓解心绞痛,改善心电图缺血反应。

3. 对胃肠平滑肌的作用:从葛根中提取的 PA_3、PA_4、PA_5 和 PM_2、PM_4 对豚鼠离体回肠有明显的解痉作用,而 PM_3 则可使其收缩。葛根中所含的黄豆甙元亦有明显的罂粟碱样解痉作用,但葛根水溶性活性提取物($MTF-101$)则有很强的乙酰胆碱样作用,而无解痉作用。

4. 其他作用:葛根素在试管内能抑制 ADP 诱导大鼠血小板凝集性和抑制 $5-HT$ 与 ADP 共同诱导的兔、绵羊和人血小板集聚性;一定浓度的葛根素可明显抑制由凝血酶诱导的 ^3H-5HT 从血小板中释放。因此,认为治疗偏头痛的机理可能与此作用有关。

葛根煎剂小鼠口服有避孕作用,这可能与葛根异黄酮具有雌激素样作用有关。葛根总黄酮和黄豆甙元还有抗缺氧作用。此外,煎剂口服能使正常家兔血糖先升高继而降低,于用药后 4~5 小时血糖降低最明显。

5. 毒性作用:葛根无毒,浸膏液小鼠口服 7.5mg/g,大鼠口服 13.5mg/g,皆未见死亡。

应用

1. 主治一般感冒或流感伴有头痛、项背强痛之证:常用桂枝加葛根汤和葛根汤。临床报道用葛芷夷汤治疗感冒 1000 例,疗效满意。

2. 用于麻疹初期,发热畏寒,疹出不畅:常与升麻配伍,如升麻葛根汤。

3. 治冠心病、心绞痛:近年来用葛根及其制剂愈风宁心片(葛根片)治高血压、冠心病、心绞痛、突发性耳聋、偏头痛取得了较好的效果。

4. 治湿热泻痢:用葛根芩连汤、葛根治痢汤加味治痢疾,葛根地榆汤治志贺氏痢疾杆菌性痢疾,据报告效果满意。

此外,也可用于热病和脾虚口渴之证。

6 清热药

凡以清解里热为主要作用的药物,称为清热药。

清热药的药性都属寒凉,按"热者寒之"的治病法则,本类药物主要用于各种热证。所谓热证是一个很广泛的概念,它不仅指体温升高的发热,而且也泛指体温虽正常或接近正常,患者常具有某些热证症状,如口干、咽燥、面红、目赤、大便干结、小便短赤、五心烦热、舌红苔黄、脉数等,都属于热证的范畴。

热证根据其发病的部位、性质和病情的轻重可分为表热证和里热证两型。表热证的特点是虽有发热,但时有恶寒。有表证者当用解表药治之(详见第一章)。里热证则不同,它是由于外邪内传入里化热,或因内郁化热所致的一类症候群,临床主要表现为发热,不恶寒反恶热,口渴,心烦口苦,呼吸迫促,小便短赤,大便干结或兼有便秘,腹胀、苔黄脉洪,甚至神昏谵语,发狂等。

里热证根据其性质的不同可分为实热和虚热两类,实热又可进一步分为气分热、血分热、湿热和热毒疮疡等各种类型,针对其不同类型和药物性能的差异,将清热药分为以下六类:

清热泻火药 本类药物因有"寒凉折火"的性能,故主要用于清气分实热。常用药物有石膏、知母、栀子等,白虎汤为其代表方。

清热凉血药 主要用于清解血分实热。所谓"血热"是指在温热病(相当于感染性疾病的极期和晚期或败血症期)出现的发热、烦躁、神昏谵语、皮肤发斑发疹(皮下出血)、衄血、吐血、便血等并发症,以及由"血热妄行"所致的其他出血症,本类药物可通过其清热作用而达到凉血的目的。常用药物有犀角、生地黄、玄参等,犀角地黄汤为其代表方。

清热燥湿药 因湿邪侵犯人体所引起的发热称为湿热,临床主要表现为发热、头痛、身重而痛、腹满食少、小便短赤、大便溏泄、舌苔黄腻等。因本类药物既能清热又能燥湿,部分药物还兼有解毒的作用,故主要来治疗湿热证。常用药物有黄芩、黄连、黄柏等,治肠胃湿热以香连丸为代表,治湿热黄疸以栀子柏皮汤为代表。

清热解毒药 这里所指的毒,是指火热壅盛引起的"火毒"或"热毒",相当于感染性疾病所引起的高热以及伴随的病理变化,包括各种毒性反应。多种化脓性感染(如疮疡、肺痈、肠痈等)、痢疾和部分病毒感染(如流感、乙脑等)都属于热毒范畴。因本类药物具清热又兼有解毒作用,故主要用来治疗各种热毒证,常用药物有银花、连翘、大青叶、板蓝根、蒲公英等,五味消毒饮是其代表方之一。

清虚热药 所谓虚热,从理论上讲是指阴、阳、气、血不足所引起的发热,但通常专指热邪伤阴所致的热证。如湿热病(相当于急性传染病)后期,热已伤阴所致的口干咽燥、夜热早凉、热退无汗等阴虚发热证,又如慢性消耗性疾病(肺结核等)所引起的午后发热、颧红盗汗、骨蒸劳热并有慢性进行性消瘦等证均为本类药物的适应症。常用药物有地骨皮、银柴胡等,青蒿鳖甲汤是其代表方之一。

清热明目药 凡能清肝热或散风热,以治疗肝热和风热目疾为主的药物,称为清热明目药,常用于肝热上扰所致的目疾。代表药物有决明子、青葙子、谷精草等,常用方剂有青葙汤、谷精龙胆散等。

关于本类药物的药理作用,一个时期以来,人们常把清热解毒与抗菌作用等同起来,把清热解毒药与抗菌素相提并论。然而从目前大量的实验研究中,却没有发现一个象抗菌素那样,有很强的体内外抗菌作用的中草药应用于临床,相反,有的中草药虽抗菌作用不强,但对很多感染性疾病却有很好的疗效。因此,单纯用抗菌作用来解释本类药物的作用是不够全面的。近年来的药理和临床研究资料表明,认为本类药物的主要作用可能是以调节机体的功能活动而呈现广泛的药理作用。现将近代药理研究所证明的主要作用归纳如下:

1. 抗菌作用:本类药物中的大多数都具有一定程度的抗菌作用,但其抗菌范围和抗菌强度各有不同,如银花、连翘、蒲公英、紫花地丁、黄连、大蒜、金荞麦、知母、赤芍、鱼腥草等对革兰氏阳性菌(如金葡菌、溶血链球菌、肺炎双球菌、白喉杆菌等)、革兰氏阴性菌(如伤寒杆菌、副伤寒杆菌、大肠杆菌、变形杆菌、痢疾杆菌、结核杆菌等)都有一定的抑制作用。此外,黄连、黄柏、黄芩、蒲公英、牛蒡子、菊花、紫花地丁、银花、生地、紫草等对多种皮肤真菌(如堇色毛癣菌、许兰氏黄癣菌、铁锈色小芽孢癣菌等)也有效。抗菌的有效成分目前所知的有癸酰乙醛(鱼腥草)、β,β-二甲基丙烯酰紫草醌(紫草)、穿心莲内酯(穿心莲)、秦皮乙素(秦皮)、原白头翁素(白头翁)、小蘖碱(黄连、黄柏)等。

值得注意的是清热药的抗菌作用与临床疗效并不一致,如穿心莲水溶性黄酮部分,体外有抗菌作用,但临床疗效却很差,相反,其内酯部分,体外虽无抗菌作用,但临床反而有效,可见仅以抗菌作用为指标来衡量清热药的作用是很不够的,事实上在许多实验研究中已发现不少的清热药虽抗菌力不强。但却具有明显的解毒作用。微生物毒素在感染性疾病中是引起多种症状和组织损害的重要因素,用中药治疗微生物感染,常可见到毒血症状迅速改善。实验表明,丹皮、知母、黄连等在无抑菌作用的浓度时就能抑制金葡菌凝固酶的形成,使细菌的毒力减弱,从而减轻对组织的损害作用。

2. 抗病毒作用:体外实验和临床实践都证明,银花、连翘、鱼腥草、贯众、黄芩、大青叶、赤芍、板蓝根、黄柏、丹皮等对流感病毒亚甲型有抑制作用;银花、射干、贯众等对孤儿病毒($ECHO_{11}$)等也有抑制作用。此外,蒲公英、鱼腥草、穿心莲、野菊花还能延缓病毒所引起的细胞病变。

3. 对机体免疫功能的影响:本类药物能广泛地影响机体免疫功能的不同方面,许多清热药对机体的免疫功能有促进作用。如黄连、小蘖碱、黄芩、穿心莲、野菊花、石膏等能增强白细胞和网状内皮系统的吞噬功能;鱼腥草素能使体内备解素的浓度增加,从而提高非特异性免疫力来抵御病源侵袭;蒲公英、大蒜、黄连、黄芩等还能促进淋巴细胞转化率。黄芩甙、黄连、丹皮等对变态反应有一定的抑制作用。

4. 解热作用:犀角、石膏、知母、玄参、赤芍、紫草、地骨皮、银花、大青叶等对动物实验性发热模型均有明显的退热作用。临床观察到本类药物对发热病人的降温作用与解表药不同,退热多不伴有明显出汗。

5. 抗炎作用:急性炎症是热证的主要表现,也是急性感染性疾病的重要病理过程,许多清热药对实验性炎症的各个环节均有一定的作用。如连翘能抑制炎性渗出,黄连能加速炎症消退,黄芩能对抗伴有变态反应的炎症等。临床上用本类药物治疗急性和慢性感染性疾病都取得了较好的疗效,此与抗炎作用也有密切的关系。

6. 其他作用:实验证明牛黄、栀子、黄芩、丹皮等有明显的镇静或抗惊厥作用。此外,生地、牛黄有强心作用,黄芩、丹皮等有降血压作用,银花有止血作用,广豆根、紫草、蒲公英等有抗肿瘤作用,白头翁、黄连还有抗阿米巴原虫的作用。

表 6　清热药主要药理作用总括表

药物类别	药物别	抗菌	抗病毒	增强机体免疫功能	解热	其他
清热解毒药	金银花	+	+	+	+	抗炎,利尿,降胆固醇
	连翘	+	+	+	+	抗炎,强心,利尿,镇吐,抗肝损伤
	大青叶	+	+	+	+	抗炎
	板蓝根	+	+	+	+	抗炎
	紫花地丁	+				抗炎
	蒲公英	+		+		利尿,利胆,保肝,健胃
	野菊花	+		+	+	降血压
	鱼腥草	+	+	+		利尿,消炎
	山豆根			+		消炎,抗肿瘤
	白头翁	+				抗阿米巴原虫和阴道滴虫
清热燥湿药	黄连	+	−	+	+	降血压,抗原虫
	黄芩	+	+	+	+	强心,利尿,镇静,降血压,抗过敏等
	苦参	+			+	利尿,抗菌,抗滴虫,抗心律失常等
	黄柏	+				消炎,利尿
清热泻火药	石膏			+	+	降低血糖
	知母	+				利胆,镇静,降血压,抑杀钩体,减少胃液分泌
	栀子	+				
	淡竹叶	+			+	利尿,升高血糖,抗肿瘤
清热凉血药	生地黄	+				降血糖,利尿,降血压,强心
	玄参	+			+	降血压,溶血
	赤芍	+	+		+	解痉,降血压,镇静,镇痛,抗溃疡
	紫草	+			+	抗肿瘤,强心,抗生育,兴奋子宫
	犀角					强心
清虚热药	地骨皮	+			+	降血脂,降血糖,兴奋子宫
	银柴胡					降低胆甾醇
	胡黄连	+				利胆
清热明目药	决明子	+				降血压
	夏枯草	+				降血压,抑制肉瘤(S_{180})
	谷精草	+				

金银花

本品为忍冬科植物忍冬 *Lonicera japonica* Thunb.、红腺忍冬 *L. hypoglauca* Miq.、山银花 *L. confusa* DC.或毛花柱忍冬 *L. dasystyla* Rehd.的干燥花蕾或带初开的花。茎叶亦可作药用。本品性寒，味甘。其功效为清热解毒。据《本草纲目》记载"金银花主治寒热身肿，诸肿毒，痈疽疥癣，杨梅诸恶疮，散热解毒"。主要成分为氯原酸类化合物(异氯原酸 isochlorogenic acid 和氯原酸 chlorogenic acid)。此外，还含黄酮类(木犀草素 – 7 – 葡萄糖甙)、忍冬甙等。茎叶所含成分与花蕾基本相似。

药理

1. 抗菌、抗病毒作用：金银花抗菌范围较广，对金葡菌、溶血链球菌、肺炎双球菌、百日咳杆菌等革兰氏阳性菌有抑制作用，并对志贺氏痢疾杆菌、伤寒杆菌、副伤寒杆菌、霍乱弧菌、绿脓杆菌、大肠杆菌、人型结核杆菌、脑膜炎双球菌等革兰氏阴性菌也有较强的抑制作用，对钩端螺旋体也有效。本品与青霉素合用，可显著增强对耐药金葡菌的抑制作用，在抑制菌体蛋白质的合成上也有明显的协同作用。

体外实验和临床实践均证实，抑菌的重要有效成分为异绿原酸和绿原酸，对革兰氏阳性、阴性菌均有一定的抑制效果。临床也证实，单用绿原酸治感染性疾病有效。

本品水浸剂对多种皮肤真菌如董色毛癣菌、许兰氏黄癣菌、铁锈色小芽孢癣菌、红色表皮癣菌、星形奴卡氏菌等有体外抑制作用。

银花或其复方，如银翘散，对呼吸道病毒如流行性感冒病毒亚洲甲型(京科 68 – 1)，弧儿病毒(ECHO$_{11}$)有抑制作用，且能抑制和延缓其致细胞病变的作用。此外，对疱疹病毒也有一定的抑制效果。

2. 解热作用：本品对实验性动物发热模型有明显的退热作用。

3. 其他作用：银花对动物实验性炎症模型有明显的消炎作用，既能抑制炎性渗出又能抑制炎性增生。还有促进白细胞的吞噬作用。

本品尚能与胆固醇结合，减少家兔肠道对胆固醇的吸收，并对大鼠离体子宫有兴奋作用。绿原酸大剂量口服，可刺激胃肠蠕动，胃液和胆汁分泌增加。

4. 毒性作用：本品毒性低，浸膏有局部刺激性，小鼠皮下注射半数致死量(LD$_{50}$)为53.0g/kg绿原酸注射用药可致变态反应，口服无此现象，这是由于绿原酸被小肠分泌物转化为无抗原性的物质之故。

应用

1. 用于外感风热或温病初起表证未解，里热又盛的病证：常与连翘、牛蒡子、薄荷等配伍，如银翘散。用银翘散粗粉治感冒 1150 例，有较好效果，不仅退热快，且感冒症状迅速减轻。用普济消毒饮加减治流行腮腺炎，银翘石膏知母汤治急性扁桃体炎，银翘合剂治病毒性或细菌性上呼吸道感染等，据报告均有较好效果。

2. 治疮、痈、疖肿等热毒证：本品为治疗阳性疮疡的要药，单独使用有效，与蒲公英、野菊花、连翘、黄芩等组成各种复方使用，效果更佳。

复方银翘注射液治流行性脑脊髓膜炎，复方银花制剂治乳腺炎等均有较好效果。单味银花注射液治急性扁桃腺炎不仅效佳，且无不良反应。近年来有用银花露作为清凉饮料，不仅能清解暑热，而且还可治咽喉肿痛。

3．治热毒血痢：乃取银花凉血解热毒之功。常以银花炭配黄芩、黄连、白芍等。

4．其他：近年来用银翘解毒丸治急、慢性胃炎(湿热型)有效。金蒲银蛇汤治烧伤可使血清抗体效价显著增高。

黄　芩

本品为唇形科植物黄芩 *Scutellaria baicalensis* Georgi 的干燥根。此外，粘毛黄芩 *S. viscidula* Bge.、滇黄芩 *S. amoena* C. H. Wright、甘肃黄芩 *S. rehderiana* Diels、川黄芩 *S. hypericifolia* Lévl.等也可作药用。本品性寒，味苦。具有清热燥湿、泻火解毒、止血、安胎等功效。《本草经》记载黄芩能治"诸热黄疸、肠澼泄痢、下血闭、恶疮疽蚀火疡"。其成分主要含黄芩甙(baicalin)、黄芩素(baicalein)、汉黄芩素(wogonin)、汉黄芩甙(wogonoside)、黄芩新素(neobaicalein)；此外，尚含 β-谷甾醇(β-sitosterol)、苯甲酸、黄芩酶等。

药理

1．抗菌、抗病毒作用：黄芩的抗菌、抗病毒作用与中医经验治"天行热疾"、"火咳肺痿"、"疔疮火疡"和"肠澼下痢"相一致。近代研究证明，本品抗菌范围较广，对金葡菌、溶血链球菌、肺炎双球菌等革兰氏阳性菌和痢疾杆菌、伤寒杆菌、副伤寒杆菌、霍乱弧菌、结核杆菌、大肠杆菌、绿脓杆菌、百日咳杆菌以及脑膜炎双球菌等革兰氏阴性菌均有抑制作用，其中以金葡菌和绿脓杆菌的抑制作用最强，且对钩端螺旋体也有一定的抑制作用。对多种皮肤致病性真菌如堇色毛癣菌、狗小芽孢癣菌、许兰氏黄癣菌、铁锈色小芽孢癣菌、红色表皮癣菌、白色念珠菌等也有不同程度的体外抑制效果。抑菌的有效成分为黄芩甙、而黄芩素作用不明显。

黄芩煎剂、水浸出液对甲型流感病毒 PR_8 株以及亚洲甲型(京甲1)均有抑制作用，对感染流感病毒的小鼠有治疗效果，主要是能减轻肺部的损伤和延长存活时间。

2．降血压作用：动物实验及临床应用均证明黄芩具有明显的降血压作用。黄芩浸剂、煎剂、乙醇提取液、水提取液不论灌胃或肌内注射均能使麻醉动物的血压明显下降。给予阿托品或切断迷走神经对降压作用均无影响，也无阻断交感神经节或抗肾上腺素的作用。对慢性肾型高血压狗和正常狗，浸剂口服也能使血压明显降低。因此，其降血压机理一般认为主要作用于外周，直接扩张外周血管，致使外周总阻力降低所致。也有认为是由于作用于血管运动中枢，使外周阻力降低而导致血压下降。

3．保肝、利胆作用：黄芩治"诸热黄疸"历史悠久，现代研究证明，黄芩的各种成分对喂饲高脂饮食引起高脂血症、脂肪肝的动物有明显的改善作用；且发现黄芩中的黄酮成分对乙醇所致动物血清和肝中甘油三脂升高有改善作用，对肝过氧化脂质的形成有抑制作用，对给与过氧化脂质所致肝损害有治疗作用。黄芩、黄芩甙对由四氯化碳、半乳糖胺等所致的实验动物肝损伤有明显的防治作用，它能使肝糖元含量增加。对硝酸士的宁所致小鼠肝脏急性中毒，黄芩甙有明显的解毒作用，给予黄芩甙 10mg，能提高士的宁半数致死量(LD_{50})2.5倍。黄芩甙进入机体后能借助体内 β-葡糖醛酸甙酶的作用，分解为甙元黄芩素和葡糖醛酸，后者能与含有羟基或羧基的毒物结合而呈现解毒作用。黄芩甙肌注吸收快，消除也快，口服吸收缓慢，生物利用度低。

此外，黄芩煎剂、乙醇提取液、黄芩素和黄芩甙能使实验动物的胆汁泌出量增加，其中以黄芩素的作用最明显。

4. 抗过敏作用：黄芩甙、黄芩素对豚鼠过敏性哮喘、致敏豚鼠的离体回肠、气管等所引起的过敏性收缩均具有明显的抑制作用；(见图 6)对同种或异种抗原所引起的被动过敏反应也有抑制效果。作用机理主要是抑制过敏介质(组胺、慢反应物质 SRS – A)的释放,而过敏介质的释放有认为与巯基酶(SH – enzyme)的活性有关。该酶抑制剂可抑制过敏介质的释放。有实验提示：黄芩素也是通过抑制巯基酶的活性而抑制过敏介质的释放,同时对平滑肌有直接松弛作用。有人认为黄芩甙可能有增强细胞免疫或体液免疫的作用。

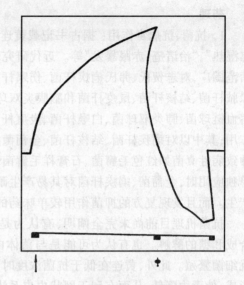

图 6 黄芩甙元对致敏豚鼠气管肌肉标本的收缩影响

↑:抗原　●:黄芩甙元

5. 其他作用：黄芩煎剂、浸剂或黄芩甙均有明显的镇静作用,能使小鼠的自发活动明显减少,阳性条件反射抑制,反射时间延长,强化次数增加,而非条件反射无变化,且在阴性条件反射未巩固的小鼠,给黄芩后,阴性条件反射改善。因此认为其镇静作用可能与加强皮层抑制过程有关。此外,黄芩、黄芩甙、黄芩素还有明显的利尿、抗炎作用,并能抑制血小板凝集。

应用

1. 用于湿温发热、湿热下痢、黄疸、热淋等证：治湿热配滑石、通草等；治泻痢配葛根、黄连、白芍等；治黄疸配茵陈、栀子等；治热淋配车前草等。

近年来临床报道,用单味黄芩汤预防猩红热 1264 名,可控制流行；葛根芩连汤治婴儿腹泻、急性细菌性痢疾有效。黄芩甙用治迁延型肝炎、传染性肝炎均有较好疗效。

2. 治肺热咳嗽(上呼吸道感染、急性支气管炎、肺炎等)、咽喉肿痛(咽炎、扁桃腺炎等)、疔痈火毒、热毒炽盛、迫血妄行所致吐血、衄血、崩漏以及热毒疮疡等证；治肺热咳嗽常配桑白皮、浙贝母等；治血热妄行可单用黄芩炭,也可与生地、茅根等配伍；治各种实热和热毒证则常在清热方剂中加入黄芩。

黄芩或其复方治感冒、上呼吸道感染、肺炎、急性扁桃腺炎、烧伤等均有效。三黄地榆油治烧伤,黄芩甙眼药水治沙眼均有一定的疗效。

3. 治高血压症：常与菊花、钩藤等配伍。

此外,黄芩与白术等配伍可用于由热引起的胎动不安等证。

黄　　连

本品为毛茛科植物黄连 *Coptis chinensis* Franch.、三角叶黄连 *Coptis deltoidea* C. Y. Cheng et Hsiao 或云连 *Coptis teetoides* C. Y. Cheng 的根茎及根须。性寒,味苦。具有清热燥湿、泻火解毒等功效。其成分主要为小檗碱(berberine,又名黄连素),约占 5% ~ 8%。尚含黄连碱(coptisine)、甲基黄连碱(worenine)和棕榈碱等多种生物碱。

药理

1. 抗菌、抗病毒作用：据古书记载黄连能治"肠澼腹痛,妇人阴中肿痛","泻心火,去中焦湿热","治诸疮、赤眼暴发"等。近代研究证明黄连和小檗碱均有明显的抗菌作用,而且抗菌范围广,对志贺氏、弗氏痢疾杆菌、伤寒杆菌、副伤寒杆菌、霍乱弧菌、大肠杆菌、变形杆菌、绿脓杆菌、结核杆菌、鼠疫杆菌和脑膜炎双球菌等多数革兰氏阴性菌有抑制作用;对金葡菌、溶血链球菌、肺炎双球菌、白喉杆菌、炭疽杆菌、百日咳杆菌等革兰氏阳性菌也有较强的抑制作用;其中以对痢疾杆菌、结核杆菌、金葡菌的抗菌作用最强。此外,对钩端螺旋体以及对多种致病性真菌如红色毛癣菌、石膏样毛癣菌也有一定的抑制效果。实验证明,黄连或黄连素单独应用时,金葡菌、痢疾杆菌对其易产生耐药性,但其复方如黄连解毒汤、泻心汤等则不易产生。而且发现复方的抑菌作用较单味药的抗菌效力要强 10 多倍。

抗菌机理目前尚未完全阐明,有认为是由于抑制了细菌的 RNA、蛋白质和脂质的生物合成和糖的酵解。也有认为可能是与菌体内 DNA 形成复合物,从而影响 DNA 的复制。干扰细菌繁殖。此外,黄连在低于抗菌浓度时还能增强白细胞的吞噬能力,抑制细菌凝固酶的形成,使毒力降低,从而有利于网状内皮系统的吞噬。

黄连对各型流感病毒如甲型 PR8 株、FM_1、株、乙型 Lee 株、丙型 1233 株等均有直接的抑制作用。

2. 抗炎作用：黄连、黄连粗提物和小檗碱等有抗炎作用。用棉球法、巴豆油肉芽囊肿法等测得,其抗炎强度与保泰松相当。

3. 健胃作用：黄连味苦,小剂量服用通过味觉分析器的兴奋,提高食欲中枢的兴奋性,并能反射性的引起胃液分泌增加而呈现健胃作用。

4. 其他作用：

① 影响心、血管系统。小檗碱静脉注射能使狗、猫、兔、大鼠等动物产生明显的降压效应,降压程度与剂量有关。血压降低后,心跳随之变慢。其降压的特点是作用较强,但不持久。一般认为小檗碱降压机理是由于直接扩张血管和增强乙酰胆碱作用的结果。对心脏小剂量兴奋。大剂量抑制,对家兔、豚鼠及大鼠离体心房有兴奋作用。

② 兴奋或抑制平滑肌。小檗碱对平滑肌的作用随器官的不同而异,对兔、猫的离体肠管表现为小量兴奋,大量则先兴奋后麻痹;对子宫、膀胱、支气管平滑肌有兴奋作用;对血管平滑肌的作用呈抑制反应。

③ 利胆。小檗碱有利胆作用。实验证明,小檗碱能使胆汁分泌增加,分泌量随剂量的加大而增加,并有促进胆汁结合型胆红素排泄作用。

慢性动物实验发现,小檗碱口服、肌注均可使血清胆甾醇降低;黄连水浸剂还能使动物实验性高脂血症水平降低;对乙型肝炎抗原(HB_sAg)有抑制作用。黄连、小檗碱及其复方,如小陷胸汤、三黄泻心汤、黄连解毒汤等均有明显的抗应激性溃疡和抑制胃液分泌的作用;小檗碱皮下注射,还能明显抑制动物实验性胃出血,黄连常用于胃出血可能与此有关。本品还有箭毒碱、抗阿米巴原虫和抗肿瘤等作用。

5. 毒性作用：黄连毒性低,小鼠口服的 LD_{50} 为 866mg/kg,小檗碱则为 392mg/kg。

应用

1. 治湿热下痢：因本品清热燥湿作用很强,而且偏重于清中焦湿热,特别长于肠胃湿热壅滞的泻痢（相当于肠炎、细菌性痢疾等）,单独使用即有效。若病情较重,下痢不畅,里急后重,可配木香等,如香连丸;若兼有发热,配葛根、黄芩疗效更佳。临床报道,黄连素片口服,治细菌性痢疾有效,而且在治疗过程中未见任何副作用。葛根芩连汤治急性肠炎、细菌性痢疾有效。

2. 治湿热呕吐;如胃炎,常配吴茱萸,如左金丸;治心火内炽,迫血妄行,衄血、吐血,配黄芩、大黄;治阴血不足,心火亢盛,烦躁不眠,配阿胶、白芍等,如黄连阿胶汤。黄连解毒汤尚可用于止血。

3. 治热病而致烦躁,神昏谵语,口干脉实(如炎症高热):配黄芩、栀子等,如黄连解毒汤。用黄连注射液治急性感染性疾病,有一定的疗效。

4. 治热毒疮疡:常配银花、蒲公英、赤芍、丹皮等同用。临床报道,用复方黄连液(黄连、硼砂、冰片)治慢性中耳炎有效。

5. 治病毒性肝炎:用黄连素静脉滴注,有一定疗效。

大青叶与板蓝根

大青叶为十字花科植物菘蓝 *Isatis tinctoria* L.、草大青 *I. indigotica* Fort.、爵床科植物马蓝 *Baphicacathus cusia*(Nees)Bremek.、马鞭草科植物路边青 *Clerodendron cyrtophyllum* Turcz.和蓼科植物蓼蓝 *Polygonum tinctorium* Lour.等不同植物的干燥叶。其根称板蓝根。都具有清热解毒、凉血化斑、凉血利咽等功效。其成分菘蓝叶含色氨酸、靛红烷 B(isatan B)、葡萄糖芸苔素(glucobrassicin)、新葡萄糖芸苔素(neoglucorass-icin)、葡萄糖芸苔素-1-磺酸盐(glucobrassicin-1-sulfonate),又含靛蓝。马蓝叶含靛甙。靛甙水解生成吲哚醇(indoxyl),吲哚醇经空气氧化即生成靛蓝。尚含靛玉红(indirubin)。路边青叶含黄酮类;蓼蓝全草含靛甙(indican)、黄色素及鞣质。菘蓝根部含靛甙、β-谷甾醇、靛红、板蓝根结晶乙、丙、丁以及植物性蛋白、氨基酸、抗菌物质和糖类等;马蓝根含蒽醌类、β-谷甾醇等。

药理

1. 抗菌、抗病毒作用:《本草纲目》记载大青主治"时气头痛、火热口疮、热病发斑、热毒下痢、喉痹丹毒、黄疸、疟腮……"等。体外实验证明,大青叶、板蓝根煎剂对金葡菌、甲型链球菌、肺炎双球菌、脑膜炎双球菌、流感杆菌、白喉杆菌、伤寒杆菌、痢疾杆菌等具有一定的抑制作用,尚有杀灭钩端螺旋体的作用。此外,板蓝根(菘蓝)注射液对流感病毒京科68-1株有明显的抑制作用,鸡胚实验表明,无论是预防性或治疗性给药对流感病毒均有抑制作用,且其煎剂还能延缓京科68-1株和腺病毒-7型对细胞的致病变作用。

2. 解热作用:大青叶煎剂对由伤寒、霍乱疫苗致热的实验动物有明显的解热作用,且降温快、毒性小。

3. 抗炎作用:大青叶煎剂对大鼠甲醛性关节炎有明显的消炎作用。以其为主组成的复方还能抑制棉球肉芽肿的形成和防治实验性大肠杆菌性腹膜炎。

4. 促进免疫功能:大青叶煎剂灌胃,对腹腔注入金葡菌的动物,能增强白细胞吞噬细菌的作用。

5. 其他作用:对心、血管、肠肌有直接抑制作用,并能降低毛细血管的通透性。此外,大青叶、板蓝根对乙型肝炎表面抗原(HB_sAg)有抑制作用。

综上所述,本品由于有抗菌、抗病毒、解热、抗炎和增强免疫等作用,为临床治疗热性病提供了依据。

应用

1. 用于时行热病、热入营血、高热神昏及热毒发斑等证：即相当于病毒性感染,如流行性腮腺炎、乙脑,也可用于细菌性感染如上呼吸道炎、扁桃体炎、流脑等。可单用,也常与黄连、栀子、丹皮、赤芍等配用,均有效。

单味板蓝根煎剂和注射液治乙脑疗效均较满意。复方大青叶注射液治传染性嗜酸性粒细胞增多症及治流行性出血热有一定效果。大青叶煎剂也可治上呼吸道感染和乙脑。

2. 治温病血分热毒炽盛而发斑、衄血、吐血等证：常以化斑汤加大青叶、生地、大蓟、小蓟等。如用于麻疹出疹期高热,中毒症状明显,常以大青叶配黄芩、黄连、石膏等;重症肝炎引起的高热、神昏、皮下出血配犀角、栀子均可取得疗效。

3. 治心胃实火上炎所致喉痹肿痛、大头瘟(面部丹毒)、口舌生疮等热毒血证：本品长于泻心火热毒。为增强疗效常与黄芩、黄连、玄参、石膏等合用。

临床报道,板蓝根煎剂治鹅口疮、单纯性口炎亦有效。用板蓝根、栀子治急性黄疸性肝炎有效。乙型肝炎表面抗原阳性者用板蓝根后可转为阴性。大青叶煎剂对钩端螺旋体病也有治疗效果。

此外,大青叶对食道癌、扁平疣和银屑病也有一定的效果。

山豆根(广豆根)

本品为豆科植物柔枝槐 *Sophora subprostrata* Chun et T. Chen 的干燥根及根茎。性寒、味苦。具有清热解毒、利咽喉等功效。其成分主要含生物碱,如苦参碱(matrine)、氧化苦参碱(oxymatrine)、臭豆碱(anagyrine)、甲基金雀花碱(methylcytisine)、槐果碱(sophocarpine),此外,尚含黄酮类化合物,如 L – 紫檀素(L – pterorepine)、L – 朝鲜槐素 – 葡萄糖甙(L – maackain – glucoside)、槐定(sophoradin)、槐酮(sophoronone)、柔枝槐素色烯(sophoradochromene)、槐树素(sophoraponicin)等。

药理

1. 解热作用：山豆根具有清热解毒的功效。实验证明,苦参碱口服能使小鼠体温降低,在应激情况下降低尤为显著。

2. 保肝作用：山豆根对由四氯化碳引起动物(小鼠、家兔)实验性肝损伤以及氧化苦参碱对由 D – 氨基半乳糖所致大鼠肝损害均有一定的保护作用,不仅能使转氨酶降低,而且还能使肝组织的损害减轻。

3. 抗恶性肿瘤作用：用山豆根提取物 1/10 的 LD_{50} 剂量腹腔注射,连续给药 10 天,能使移植腹水型肉瘤 180 的小鼠生存日数延长,腹水量减少,肿瘤细胞的酸性磷酸酶活性增加,癌细胞破坏增多和血中白细胞数增加,证明其对腹水型肿瘤有抗癌作用,且不影响血象,是其优点。

用碳清除率法(carbon clearance)和离体碳吞噬试验证明,山豆根对网状内皮系统功能具有兴奋作用。

药理实验还证明,槐果碱(sophocarpine)是抗癌的活性成分之一。该品在体外对 ECA 癌细胞有直接杀伤作用,对小鼠移植瘤如子宫颈癌(U_{14})、肉瘤 180(S_{180})、淋巴肉瘤 1 号(L_1)等均有抑制作用。

日本山豆根 *Euchresta japonica* Benth.动物实验证明其对实体性肉瘤和肝癌有治疗作用,且发现在治愈的大鼠血清中有抗肿瘤抗体存在,并可遗传给子代。

4．其他作用:

① 抗溃疡。本品有抑制胃液分泌的作用,对小鼠水浸应激性溃疡和大鼠实验性溃疡(幽门结扎应激性溃疡、醋酸溃疡)均有抑制作用,并能促进溃疡组织的修复。

② 抗心律失常。山豆根总碱(100～150mg/kg)对由乌头碱、洋地黄毒甙、氯仿－肾上腺素以及氯化钾所诱发的大鼠心律失常动物模型均有良好的对抗作用,并能有效地逆转由异位心律或传导障碍所致的多种类型的心律失常。剂量过大(> 240mg/100g 体重)时,总碱对心脏可产生负性频率,负性肌力和负性传导作用,影响心肌复极而呈现 T 波倒置,ST 段下降;并对呼吸中枢有一定的抑制作用。

③ 抗真菌。体外试验证明,山豆根水浸剂对絮状表皮癣菌有抑制作用。

5．毒性作用:本品毒性小,口服对胃肠道有一定的刺激作用,呈现恶心、呕吐等症状,与其他药物配伍可克服。犬亚急性毒实验证明,本品对骨髓无明显的抑制作用,对机体巨噬细胞的吞噬功能也无明显抑制作用,反复用药,对肝、肾功能无影响。

应用

1．常用于热毒所致的咽喉肿痛及喉痈等症:轻者,可单用;重者可与射干、玄参、桔梗、板蓝根等配伍,以加强清热解毒之效力。

2．抗肿瘤:近年来临床试用于治疗膀胱肿瘤、肺癌、胃癌、肝癌、子宫颈癌、乳腺癌、恶性葡萄胎等有一定的疗效。

此外,对慢性迁延性肝炎也有一定的治疗效果。

【附】 北豆根

本品为防己科植物蝙蝠葛 *Menispermen dauricum* DC.的干燥根茎。性寒,味苦。也具清热解毒、利咽喉的功效。北方习用。其成分主要含多种生物碱如山豆根碱(dauricine),蝙蝠葛碱(menisperine)、尖防己碱(acutumine)、双青藤碱(disinomenine)、光千金藤碱(stepharine)、去羟尖防己碱(acutuminine)等。

药理

1．降血压作用:山豆根碱静脉注射对麻醉动物有迅速而明显的降压作用。降压程度与剂量有关。可能是直接扩张血管平滑肌的结果。离体血管实验证明,山豆根碱对由肾上腺素、氯化钾以及外源性钙和内源性钙引起的主动脉条收缩均有抑制作用,其对血管的松弛作用不受酚妥拉明、心得安的影响,通过大鼠主动脉内 cAMP 的含量测定,发现山豆根碱能提高 cAMP 的水平,可能是其松弛血管平滑肌的原因之一。

2．镇咳、祛痰作用:用氨水刺激法、二氧化硫、氢氧化铵刺激法以及祛痰实验酚红法证明,小鼠腹腔注射山豆根总碱,有一定的镇咳祛痰作用。

此外,山豆根总碱静脉注射具有一定的肌肉松弛作用,其肌松作用与箭毒有明显的协同作用,并可被新斯的明所拮抗,故认为它可能是一种非极化型肌松药。

应用

同广豆根。尚可用于治疗慢性气管炎、感冒、高血压病等(用北豆根片)。

7 泻下药

凡能通利大便的药物称为泻下药。

泻下药具有泻下通便、消除胃肠积滞、清导实热、攻逐瘀血、排除水饮等功效。临床用于大便不通、宿食停滞、瘀血停滞、实热内结、寒积或水饮停蓄等里实证;亦可用于某些实热证,高热不退、谵语发狂;或火热上炎,热邪壅盛,头痛、目赤、口疮、牙龈肿痛及火热炽盛引起的上部出血(如衄血、吐血、咯血)等证,不论有无便秘,均可用苦寒攻下之品,清除实热,导热下行。泻下药根据其泻下作用的强度,可分为润下药、攻下药和峻下逐水药三类,以后者作用最强,攻下药次之,润下药缓和。凡属宿食停积,腹部胀满,大便燥结所致的里实证,当选攻下药主之,并配伍行气药类,帮助排便,如三承气汤。凡属久病正虚、年老津枯或妊娠、产后血亏、亡血等所致肠燥便秘,当用润下药,配伍养阴益血之品,滋补肠燥,加强润下作用,补充津液不足,起到"增液行舟"的作用,如麻子仁丸、五仁丸等。峻下逐水药因作用猛烈,适用于水肿、痰饮积聚、喘满壅实以及血吸虫病晚期所引起的肝硬化腹水等证,如十枣汤、舟车丸等。

据近代研究本类药物主要具有下列药理作用:

1. 泻下作用:本类药物虽成分有别,但均有较明显的泻下作用,都能通过不同的作用机理刺激胃肠道粘膜使肠蠕动增加而致泻。如芒硝因含硫酸钠,在肠内不易被吸收,致使肠内渗透压升高,大量水分保留在肠腔,使肠容积增大,肠管扩张,机械性的刺激肠壁引起肠蠕动增加而致泻;牵牛子因含牵牛子甙,在肠液中分解出牵牛子素刺激肠壁,使肠液分泌增多并使蠕动增强而致泻;芫花中的芫花素刺激肠壁可引起剧烈的水泻;火麻仁则因含脂肪油可润滑肠道,加之脂肪油在碱性肠液中能产生脂肪酸刺激肠壁使蠕动增加促进排便。

表 7-1 泻下药主要药理作用总括表

类别	作用 药物	泻下	利尿	利胆	抗感染	其他
攻下药	大 黄	+	+	+	+	止血,抗肿瘤,降血脂,降血压,抗胰酶等
	芒 硝	+				
	番泻叶	+				抗真菌
润下药	火麻仁	+				降血压
	郁李仁	+	+			降血压
	蜂 蜜	+			+	
峻下逐水药	甘 遂	+			+	
	芫 花	+	+		+	镇咳,祛痰,致流产等
	大 戟	+	+		+	

2. 利尿作用：芫花、大戟和大黄均有一定的利尿作用。大鼠灌服芫花煎剂可使尿量增加；麻醉犬静注芫花煎剂，尿量亦可明显增加。大戟对大鼠实验性腹水模型亦有明显的利尿作用。

3. 利胆作用：大黄有清化湿热，退黄疸的功能。实验证明，大黄能促进胆汁分泌，以复方作用最突出，如茵陈蒿汤、胆道排石汤等。

4. 抗感染作用：甘遂、芫花、大戟和大黄对革兰氏阴性、阳性菌中的多种细菌有效，且对某些病毒、真菌以及有些致病性原虫均有抑制作用。

大 黄

本品为蓼科植物掌叶大黄 *Rheum palmatum* L.、药用大黄 *R. officinale* Baill.或唐古特大黄 *R. tanguticum* Maxim. ex Balf.的根茎。性寒，味苦。本品具有攻积导滞、泻火凉血、活血祛瘀、利胆退黄等功效。《本草经》记载："下瘀血、血闭寒热，破癥瘕积聚、留饮宿食，荡涤肠胃，推陈致新，通利水谷，调中化食，安和五脏"。《本草纲目》谓主"下痢赤白、里急腹痛、小便淋沥、实热燥结、潮热谵语、黄疸、诸火疮"。主要成分为蒽醌衍生物，总量约 3% ~ 5%，以两种形式存在，部分游离，大部分与葡萄糖结合成蒽甙。游离型的甙元有大黄酸(rhein)、芦荟大黄素(aloe - emodin)、大黄素甲醚(physcion)和大黄酚(chrysophanol)等。结合状态的蒽甙是泻下的有效成分，主要包括蒽醌甙和双蒽酮甙；双蒽酮甙中有番泻甙 A、B、C、D、E、F(sennoside A、B、C、D、E、F)，是致泻的主要成分，含量虽少(0.87%)，但致泻作用强。

此外，尚含食用大黄甙、鞣质类物质(其中有没食子酰葡萄糖甙、没食子酸、d - 儿茶素等)；并含有机酸和雌激素样物质等。

药理

1. 泻下作用：大黄的泻下作用，古人早已肯定。《本草经》记载能"荡涤肠胃，推陈致新，通利水谷"。单用作用缓和，服药后 6 ~ 8 小时发挥作用。临床常用复方。致泻的主要成分是蒽甙，其中以番泻甙 A(sennoside A)的泻下活性最强，芦荟大黄素、大黄酸活性较弱(见表 7 - 2)。泻下作用机理目前认为大黄经口服后，结合状态的蒽甙大部分未经吸收直接到达大肠，在肠内细菌的酶的作用下，还原成蒽酮(或蒽酚)刺激肠粘膜，并抑制钠离子从肠腔转运至细胞，使大肠内水分增加，蠕动亢进而致泻，部分蒽甙由小肠吸收，在体内也可还原成蒽酮(酚)，再经大肠或胆囊分泌入肠腔而发挥作用。研究证明，大黄的作用部位主要在大肠，能使中、远段结肠的张力增加，蠕动加快，而对小肠吸收营养物质的功能无影响。有实验报道将大黄浸膏经胃给与，可显著地使大肠蠕动亢进；在小肠和大肠交界处结扎阻断，再将蒽甙注入小肠，药物却在大肠产生作用。其对肠内容物的推进作用和推净速度与对照组比较，均有非常显著的差异。此外，其泻下作用可能还有肠壁神经丛的参与，因在结肠内注入大黄酚所引起的泻下作用可被预先注入 4%利多卡因所抑制。

应指出：大黄生用导泻，久煎则止泻，因蒽甙久煎可水解为致泻作用很弱的甙元，又因其含鞣质量较高，故致泻后常可产生继发性便秘。

2. 抗感染作用：大黄抗感染作用确实，常用于火热上炎，热邪壅盛，所致头痛、目赤、肿痛、口舌生疮、牙龈肿痛、丹毒、热毒疮疡、乳痈、肠痈以及赤白下痢等一切实热火证。实验证明，大黄对多种细菌均有不同程度的抑制作用，其中以葡萄球菌、链球菌最敏感；白喉杆菌、枯草杆菌、伤寒、副伤寒杆菌以及痢疾杆菌等也较敏感，抑菌的有效成分为蒽醌衍生物，

表 7-2　大黄蒽醌衍生物的泻下活性（ED_{50}　mg/kg 小鼠）

番泻甙 A	13.5	大黄酚	>500	8-葡糖芦荟大黄素	71.6
番泻甙 B	13.9	大黄素甲醚	>500	8-葡糖大黄素	103.6
番泻甙 C	13.3	大黄素	>500	番泻甙元 A	14.0
番泻甙 D	15.8	芦荟-大黄素	59.6	8-葡糖大黄酸蒽酮	20.0
番泻甙 E	13.5	大黄酸	97.5		
番泻甙 F	16.1				

其中以大黄酸、大黄素和芦荟大黄素的作用最强。抗菌机理主要是抑制菌体糖及糖代谢中间产物的氧化和脱氢过程，并能抑制蛋白质和核酸的合成。大黄煎剂对多种真菌如许兰氏毛癣菌、趾间毛癣菌、红色表皮癣菌等有抑制作用。鸡胚法体外及半体内试验证明对流感病毒亦有较强的抑制作用。

此外，大黄浸剂对溶组织变形虫、阴道滴虫、血吸虫均有一定的抑杀作用。

3. 利胆作用：大黄利胆退黄、清化湿热多与茵陈蒿、栀子同用治湿热黄疸。现知大黄能加强犬胆囊收缩、奥狄氏括约肌松弛，从而使胆汁排出增加。在临床用的胆道排石汤中，大黄是主药之一。

4. 止血作用：大黄因能泻火凉血，引血下行，常用于火热亢盛，迫血妄行所致的吐血、衄血等证。实验证明，大黄能缩短凝血时间，降低毛细血管的涌透性改善血管脆性；能使纤维蛋白原增加；使血管的收缩活动增加；能促进骨髓制造血小板，因此促进血液凝固。止血成分认为主要是大黄酚。也有报道，大黄对正常人的凝血功能无明显影响。

5. 其他作用：

① 抗肿瘤。《本草经》记载，大黄能"破癥瘕积聚"，可能与大黄抗肿瘤作用有关。大黄儿茶素等对淋巴肉瘤有较强的抑制作用；大黄粗提取物。大黄素或大黄酸对小鼠 S-37，黑色素瘤、乳腺瘤、艾氏腹水癌等均有抑制作用，其机理目前认为是抑制了癌细胞的呼吸、氧化脱氢以及 DNA 的生物合成；也有认为其抗肿瘤作用是由于大黄素、大黄酸对肿瘤细胞直接破坏所致。

② 利尿。大黄及大黄酸、大黄素均有利尿作用，用药后能使尿量增加，并促进输尿管的蠕动，尿中钠、钾含量也明显增加。

③ 保肝和降低胆固醇。大黄和复方大黄注射液能减轻家兔由四氯化碳所造成的实验性肝损害，使坏死病灶数减少，肝细胞变性程度明显减轻，且范围较小。

大黄虽对正常兔血清胆固醇无明显影响，但对实验性高胆固醇血症却有降低作用。如三黄泻心汤能明显的抑制由高胆固醇饲料引起的血清胆固醇升高。

④ 免疫抑制。大黄能抑制红细胞抗体的产生，并有抑制活性 T 细胞的作用；但能增强小鼠腹腔巨噬细胞的吞噬功能，有利于免疫的调节。

⑤ 影响消化酶。生大黄煎剂对胰蛋白酶、胰脂肪酶、胰淀粉酶的活性有明显的抑制作用，但对胃蛋白酶无影响。大黄对以上三种胰消化酶的抑制作用有认为可能是治疗急性胰腺炎的主要作用机理。

6. 毒性作用：大黄毒性较低。但其浸出液或蒽醌衍生物给大鼠长期口服（3～9月），可产生甲状腺瘤性变、肝细胞变性等，故本品不宜久服。

应用

1. 常用于胃肠实热所致急、慢性或习惯性便秘：用生大黄粉 1.5～3.0g 睡前服用，次晨即可排出软便。热积便秘兼高热、神昏谵语、惊厥发狂者，除用量加大外，常配芒硝、厚朴等，如大承气汤；若兼有气血虚亏，配人参、当归，如新加黄龙汤；兼津液虚亏，配玄参、麦冬，如增液承气汤。有些热性病的原发病灶虽不在胃肠，但因高热时消化液分泌减少、肠蠕动和吸收均差，便秘可使肠内发酵、腐败产物吸收引起中毒，这些变化，又给予中枢以不良影响，使病情加重。在大黄一泻之下，可消除这些损伤，改善机体状态，致使热解。若为下痢赤白，常配以芍药、黄连，如芍药汤；若为寒积便秘常配以附子、干姜等温里药，如温脾汤。

近年来，利用大承气汤加减治疗急腹症获得一定的疗效。

2. 治实火上炎所致吐血、衄血以及目赤肿痛、口舌生疮等证：常配以黄芩、黄连，如泻心汤。用单味生大黄粉口服治上消化道出血数百例，具有止血快、副作用小等特点。目前用大黄或复方大黄治十二指肠溃疡和胃癌等出血，已屡见报道。大黄之所以能止上消化道出血，认为与其能抑制上消化道的运动，缩短凝血时间，并能促使细胞外液向血管内转移，使血液稀释等有关。

3. 治产后腹痛、血瘀经闭以及跌打损伤等；常与活血行瘀药配伍。

4. 治肝胆湿热：常与茵陈、栀子配伍。

近年来用其治疗急性胰腺炎、急性胆囊炎、胆石症、胆道蛔虫、黄疸性肝炎等均有效。

大黄蒽醌衍生物部分可从乳汁分泌，授乳妇服用，可致乳婴腹泻，故授乳妇慎用。

8 祛风湿药

凡能祛除肌肉、经络、筋骨间的风湿,并能解除疼痛的药物称为祛风湿药。人体肌表经络遭受风寒湿邪侵袭后,使气血运行不畅引起筋骨肌肉关节等处的疼痛、酸痛、重着、麻木和关节肿大、屈伸不利等症,统称为痹证。根据发病的病因、部位,一般可分为行痹、着痹及痛痹。现代医学中的风湿性关节类、类风湿性关节炎、坐骨神经痛、肌肉风湿痛都属于祖国医学痹证的范畴。临床可以根据痹证的类型、邪犯的部位、病程的新久等具体情况适当选择祛风湿药物,并配伍用药,而达到扶正祛邪的目的。这类药物主要有以下的药理作用。

1. 抗炎作用:秦艽、五加皮、清风藤、汉防己、木瓜等药物可减轻大鼠甲醛性、蛋清性关节炎的肿胀程度,并加速其消退。秦艽(有效成分为秦艽碱甲)、汉防己(汉防己甲素、乙素)、清风藤(防己碱,又称清风藤碱)的抗炎机理是通过兴奋垂体－肾上腺皮质系统,提高肾上腺皮质功能所致。无梗五加未脱脂制剂、刺五加等抑制蛋清性肿胀作用与可的松相似,对切除肾上腺的大鼠仍有作用。刺五加能增加炎性渗出细胞的吞噬机能。清风藤碱 60mg/kg 的抗炎效力较水杨酸钠 200mg/kg 更为有效。徐长卿注射液(丹皮酚注射液)有消炎作用,用于类风湿性关节炎,临床已证实疗效较好。独活寄生汤(独活、防风、细辛、桑寄生、杜仲、牛膝、桂心、当归、川芎、芍药、干地黄、党参、茯苓、甘草)消除大鼠甲醛性关节炎的足肿程度比水杨酸钠要快,炎症也较轻。独活挥发油蒸馏液治疗多种急慢性软组织损伤、韧带撕裂、肩周炎等有效。豨桐丸水煎剂及鬼针草与臭梧桐制成的针桐合剂对甲醛性、蛋清性关节炎均有明显抑制作用。威灵仙注射液穴位注射治疗肥大性脊椎炎、腰肌劳损,获得较好疗效,测定治疗前后尿 17－羟类固醇,发现随着症状的好转,尿 17－羟类固醇量也随之上升,由于肾上腺皮质功能提高,激素分泌增加而呈现抗炎作用。丁公藤中的两种有效成分东莨菪素(scopoletin)及东莨菪素－7－葡萄糖甙(scopolin)对大鼠蛋清及右旋糖酐性关节炎均有明显的抗炎作用,踝关节的肿胀减轻,消退加快,其作用与水杨酸钠相似。

2. 镇痛作用:秦艽、清风藤、汉防己、独活、五加皮等均有一定的镇痛作用,秦艽碱可使大鼠的痛阈比给药前提高47%,但维持时间短,增大药物剂量,痛阈不再明显增加。清风藤碱能显著提高小鼠对热刺激的痛阈,其作用强度与吗啡比较约为 1:2.5。清风藤碱给小鼠脑内注射,镇痛作用的 ED_{50}(0.060±0.028mg/kg),相当于腹腔注射的 1/2000,家兔侧脑室注射清风藤碱引起镇痛的剂量仅为静注的 1/3000,说明其镇痛作用的部位在中枢;如与异丙嗪等抗组胺药物合并应用时,有明显的协同作用,异丙嗪能增强清风藤碱的镇痛作用,主要系由于两药在中枢的协同,部分可能由于异丙嗪增强了清风藤碱对抗组胺的释放所致。清风藤碱的化学结构与吗啡相似,但无成瘾性,虽可产生耐药性,停药后即可消失。以吗啡的镇痛效力作为100,汉防己总碱的效力约为13。汉防己总碱给小鼠腹腔注射比同剂量的甲素、乙素为强。独活煎剂给小鼠腹腔注射有一定的镇痛作用。无梗五加未脱脂和脱脂制剂均有镇痛作用,比吗啡作用缓和。徐长卿注射液有镇痛作用,可用于肌肉痛、关节痛、风湿痛、神经痛、内脏痛等。电刺激鼠尾法证明臭梧桐煎剂有一定的镇痛作用。丁公藤的两种成分也具有一定的镇痛作用。

表 8　祛风湿药主要药理作用总括表

药 ＼ 作用 ＼ 物	抗炎	镇痛	其 他
秦 艽	+	+	降压,升高血糖,抗菌,镇静,利尿
清 风 藤	+	+	降压,镇静,兴奋胃肠道,抑制大鼠脑水肿,调节免疫功能
汉 防 己 (粉防己)	+	+	降压,扩张冠状血管,松弛骨骼肌,抗癌,抗心律失常
豨 莶 草	+		扩张血管,镇静,降压
臭 梧 桐		+	镇静,降压
独 活	+	+	镇静,催眠,抑制结核杆菌
五 加 皮	+	+	调节大脑皮质的兴奋和抑制过程,镇静,抗疲劳,抗癌,扩张脑血管,增强机体免疫
木 瓜	+		抗癌
丁 公 藤	+	+	缩瞳,降低眼内压,促进房水流畅
威 灵 仙	+	+	抑制链球菌、大肠杆菌

秦 艽

　　秦艽为龙胆科植物大叶龙胆 *Gentiana macrophylla* Pall.、粗茎龙胆 *G. crassicaulis* Duthie ex Burkill 或西藏龙胆 *G. tibetica* King 的干燥根部。性微寒,味辛、苦。具有祛风湿、退虚热的功效。《本草经》谓:"主寒热邪气,寒湿风痹,肢节痛,下水利小便。"从秦艽中已提出的生物碱有秦艽碱甲(gentianine,即龙胆宁碱)、秦艽碱乙(gentianidine,即龙胆次碱)与秦艽碱丙,还含有挥发油及糖类。秦艽是中医常用祛风湿药,主要有效成分为秦艽碱甲。

　　药理

　　1. 抗炎作用:秦艽生物碱甲与秦艽中性乙醇浸剂能减轻大鼠甲醛性、蛋清性关节炎的肿胀程度,并加速其消退。此作用与可的松相似,但较水杨酸钠强。其抗炎作用必须在动物两侧肾上腺保持完整时才能发生,如切除两侧肾上腺即无抗炎作用。秦艽碱甲能降低大鼠肾上腺内维生素 C 的含量,但在垂体切除动物或用戊巴比妥钠麻醉的正常大鼠,则无此作用,表明秦艽碱甲并不象促皮质激素那样直接作用于肾上腺皮质,而是通过神经系统激动垂体,使促皮质激素分泌增加,从而增强肾上腺皮质功能。多数学者认为,这种反射部分是通过交感神经实现的。动物实验证明,水杨酸类药物降低肾上腺内维生素 C 含量的作用,是通过下丘脑实现的,故认为秦艽碱甲对垂体 – 肾上腺系统的作用,可能作用于下丘脑。

　　2. 抗过敏作用:秦艽碱甲能明显减轻豚鼠因组胺喷雾而引起的哮喘及抽搐,对豚鼠的组胺性休克及大鼠的蛋清性过敏有保护作用,能降低毛细血管注射蛋清而致的通透性改变。

　　3. 镇静、镇痛、退热作用:注射秦艽碱甲的动物,除表现安静外,一般活动无改变,未出现睡眠状态。如与戊巴比妥钠合用,则能增强戊巴比妥钠对大鼠及小鼠的催眠作用。较大剂量可引起小鼠中枢兴奋,最后导致麻痹而死亡。秦艽碱甲对小鼠和大鼠有一定的镇痛作用,增加药物剂量,痛阈不再明显增加,与延胡索、草乌合用,镇痛作用可以增强。用 15% 酵母混悬液皮下注射引起大鼠人工发热,证明秦艽有退热作用。

　　4. 其他作用:

　　① 升高血糖。给大鼠腹腔注射秦艽碱甲半小时后,血糖升高,维持 3 个小时。对小鼠亦能引起血糖升高,在升高血糖的同时,肝糖元明显降低。动物切除两侧肾上腺后,再注射秦艽碱甲,则不再出现血糖升高。肾上腺素能阻断药(双苄胺、麦角胺等)能部分或完全阻断

秦艽碱甲的作用,说明秦艽碱甲的升血糖作用,可能主要为通过肾上腺的释放所致。

②抗菌。秦艽水浸剂在试管内对某些皮肤真菌有不同程度的抑制作用。秦艽乙醇浸液在体外对炭疽杆菌、葡萄球菌、金葡菌、伤寒杆菌、副伤寒杆菌、肺炎球菌、痢疾杆菌、大肠杆菌、枯草杆菌及霍乱弧菌等有抑制作用。

③利尿。家兔利尿实验证明,口服秦艽煎剂有利尿作用,尿量增加显著,无不良反应。秦艽可促进尿酸排泄,减少代谢产物的沉积,是消除肌肉酸痛、关节肿胀的机理之一。

应用

1.用于痹证:现代广泛用于治疗风湿性和类风湿性关节炎,常配伍桑枝、威灵仙。用秦艽素注射液治疗风湿痹痛、筋骨拘挛等证取得较好疗效。秦艽和其他药物配伍应用,对风寒引起的周身疼痛,以及多年风湿性腰腿痛均有止痛效果。配伍金银花、板蓝根、威灵仙、桂枝、等治疗活动性风湿病,近期疗效较好,体温下降,结节性红斑消失,血沉及抗链"O"值降低。

2.用于中风后半身不遂,尤其上肢拘挛者:表现有血虚可配当归、白芍、首乌等养血药,方如秦艽当归汤。用大秦艽汤治疗急性缺血性脑血管病,有较好效果。

3.用于潮热:常与知母、地骨皮合用,以加强其退热作用。

豨 莶 草

本品为菊科植物腺梗豨莶 *Siegesbeckia orientalis* L. var. *pubescens* Mak.、豨莶 *S. orientalis* L.或毛梗豨莶 *S. orientalis* L. var. *glabrescens* Mak.的全草,三种植物的根、果亦可供药用。性微寒,味辛、苦。有祛风湿、通经络、解毒之效。腺梗豨莶中含多种二萜类化合物,其衍生物有腺豨莶萜二醇酸、腺豨莶萜二酸及腺豨莶萜醇酸。还含有多种半萜内酯、苦味质、生物碱及挥发油等。

药理

1.抗炎作用:用豨莶草1份与臭梧桐2份混合制的豨桐丸煎剂,对大鼠甲醛性或蛋清性关节炎有明显消炎作用。动物实验证明,腺豨莶萜二醇酸、腺豨莶萜二酸及腺豨莶萜醇酸等有抗炎作用。

2.其他作用:

①降压及扩血管。豨莶水浸液和乙醇浸出液等对麻醉动物有降压作用,现已知腺豨莶萜二醇酸为有效成分之一。豨莶草提取液能使保留神经的兔耳血管扩张,并能阻断刺激神经所引起的缩血管反应,但不能对抗肾上腺素收缩血管的作用。对离体兔耳则无扩张作用。其扩张血管的作用是通过阻断收缩血管的交感神经而产生的。

②抗疟。唐代陈藏器认为豨莶草可治久疟。动物实验证明,豨莶草提取物对鼠疟原虫的抑制率为39%。

③抗菌。体外抑菌实验表明,豨莶草对白色念珠菌有轻度抑制作用。

应用

1.用于风湿痹痛:对风湿引起的筋骨疼痛、腰腿痛效果较好。豨桐丸治疗风湿病有效。

2.用于高血压病及由于中风引起口眼㖞斜、手足缓软、言语蹇涩、半身不遂;可单用豨莶丸或豨桐丸。豨莶草配伍其他中药如鸡血藤、夜交藤等治疗高血压病,有一定疗效。

3.用于痈疮肿毒、一切恶疮:可以本品生用,捣烂取汁服用或敷患处。

9 利水渗湿药

凡能渗利水湿、通利小便的药物叫利水渗湿药。是中药中的利尿药,但也不完全等于利尿药。湿有两种含意,一是有形的水分在体内潴留,形成水肿,尤以下肢水肿明显者,宜用利水渗湿药消除水肿。二是痰饮,粘绸的液体为痰,如慢性支气管炎就有大量痰液积留,胃炎等会引起水分或分泌物在胃内积留,以及体腔内的异常液体(胸水、腹水等)都属于痰饮,可适当配合利水渗湿药治疗。湿与热所致的各种湿热证如淋浊(泌尿系感染或结石)、湿热发黄、疮疡等也可用利水渗湿药治疗。

利水渗湿药忌用于阴亏津少的病证,对脾虚水肿应以健脾为主,不宜强调利水。临床应用时,宜按病证选用药物,并适当配伍。据现代研究,这类药物主要的药理作用如下。

1. 利尿作用:本类药物大部分都有不同程度的利尿作用,如茯苓、泽泻、木通、金钱草、半边莲、猪苓、玉米须、瞿麦、萹蓄等。泽泻对大鼠的利尿作用因生产季节、用药部位、炮制方法不同而效果亦异。开花后采集的半边莲比开花前的利尿作用强。金钱草、半边莲长期连续应用,利尿作用逐渐减弱。由半边莲中所提得的半边莲素静注对犬有非常显著的利尿作用,$2mg/kg$ 的利尿强度与 $10mg/kg$ 撒利汞相当。萹蓄、金钱草、泽泻等药物的利尿作用与其所含的钾盐有关。猪苓对人有显著的利尿作用,可使尿量及尿氯排出增加,家兔口服其煎剂呈现利尿,但腹腔注射流浸膏则利尿作用较弱。茯苓利尿作用可因动物种类而异。正常人、家兔及大鼠口服车前子煎剂无明显利尿作用,车前子乙醇水提液对犬无利尿作用,但增加尿中氯、钠离子排泄量,并使血浆中氯、钠离子浓度升高,血液 pH 降低。地肤子无利尿作用,氯化钠排泄量增加是灰分所致。茯苓与其他药物配伍,如五苓散(茯苓、猪苓、泽泻、白术和桂枝)、四苓散(茯苓、猪苓、泽泻和白术)等利尿作用显著。导水茯苓汤对正常人或动物利尿效果不明显或较弱,而治疗慢性肾炎,对浮肿严重患者的作用较显著。

2. 抗菌作用:利水渗湿药,特别是利尿通淋药,经体外抗菌试验,有不同程度的抗菌作用,茵陈对结核杆菌及球菌等有抑制作用。萹蓄浸出液对某些真菌有抑制作用,对细菌的抑制作用较弱,泽泻能抑制结核杆菌的生长,木通水煎剂及半边莲对多种致病真菌也有不同程度的抑制作用。地肤子水浸剂在试管内对许兰氏黄癣菌、粤杜盎氏小芽胞癣菌等皮肤真菌有抑制作用。

3. 利胆作用:中医用茵陈治疗黄疸,动物实验也证明,茵陈及其有效成分 6,7 - 二甲氧基香豆素能增加胆汁的排泄,有明显的利胆和防治实验性肝炎作用。玉米须能促进胆汁排泄,降低其粘度,减少胆色素含量,多用于无并发症的慢性胆囊炎、胆汁排出障碍的胆管炎患者。

4. 其他作用:

① 降压。茵陈水煎剂、6,7 - 二甲氧基香豆素均有降压作用。萹蓄对猫、犬、兔都可引起降压。半边莲素 A、B 静脉注射有降压作用,可持续 1 小时以上。车前子治疗高血压病亦有效,除个别病例有胃部不适外,无其他不良反应。

② 影响脂质代谢。泽泻有抗脂肪肝、降血脂作用,并对家兔实验性高脂血症有防治作

用。茵陈治疗动物高胆固醇血症效果较好,对主动脉弓段的病变、内脏脂肪沉着,均表现保护作用。车前子对人有降低血清胆固醇的作用。

③ 降血糖。茯苓、泽泻有轻度降血糖作用。玉米须的发酵制剂可使家兔血糖明显降低。

④ 影响免疫功能。由猪苓提取的多糖能增强荷瘤小鼠(S_{180})单核巨噬细胞的吞噬功能;对正常人可使 T 淋巴细胞转化率显著增加,促进抗体的生成;有抗肉瘤及癌的作用。茯苓亦能增强免疫功能。

表 9　利水渗湿药主要药理作用总括表

分类	作用 药名	利尿	抗菌	利胆	其　　他
利水退肿药	茯　　苓	+	+		镇静,增强免疫,降血糖
	泽　　泻	+			降血脂,抗脂肪肝,降血糖
	半 边 莲	+			兴奋呼吸,抑制心脏,降压
	玉 米 须	+		+	降压,降血糖
	猪　　苓	+			抗肿瘤
利尿通淋药	车 前 子	+	+		降压,降低人血清胆固醇
	木　　通	+	+		
	萹　　蓄	+	+	+	增加子宫张力,加速止血
	石　　苇				祛痰止咳
	瞿　　麦	+			
	地 肤 子		+		
利湿退黄药	金 钱 草	+			
	茵　　陈		+	+	解热,扩冠,降压,平喘

茯　苓

茯苓为多孔菌科植物茯苓菌 *Poria cocos* (Schw.) Wolf 的干燥菌核,寄生于松科植物赤松或马尾松等树根上。其外皮部叫茯苓皮,内层白色部分叫白茯苓,近外皮部的淡红部分叫赤茯苓,带有松根白色部分为茯神,一般所用的茯苓即为白茯苓。性平,味甘。有利尿、健脾、补中宁心之效。《本草经》记载:"主胸胁逆气,忧恚惊邪恐悸,心下结痛,寒热烦满,咳逆,止口焦舌干,利小便,久服安魂魄,养神"。《名医别录》称:"茯苓主治水肿淋结"。茯苓主要含 β-茯苓聚糖(β-pachyman),约占干重 93%,以及三萜类化合物乙酰茯苓酸(pachymicacid)、茯苓酸(tumulosic acid)、3β-羟基羊毛甾三烯酸(3β-hydroxylanosta-7,9(11),24-trien-21-oil acid)和钾盐、甾醇、卵磷脂、胆碱、组氨酸等。

药理

1. 利尿作用:茯苓的利尿作用与动物种类有关,用麻醉狗或大白鼠进行急、慢性实验,均无利尿作用。慢性实验证明茯苓醇提物、水提物对家兔有缓慢的利尿作用,急性实验发现其利尿作用较弱,起效慢,给药 6~7 小时后尿量始增加,维持时间短。茯苓煎剂、流浸膏对健康人有较弱的利尿作用,而口服煎剂对家兔的利尿作用不显。五苓散对人、兔的利尿作用较显著,可使健康人尿量及排钠量增加,也使家兔尿量增加,但五苓散灌胃给药对不麻醉的输尿管瘘犬未出现利尿作用。茯苓的利尿机理尚未完全阐明,用茯苓灰分与茯苓醇浸剂进行利尿实验,结果醇浸剂有利尿作用,而灰分则无作用,证明其利尿作用不是由于所含的钾盐所致。

茯苓对去肾上腺大鼠的 24 小时总尿量无明显影响,与去氧皮质酮合用,并不减少尿钾的排出,不具有对抗去氧皮质酮的作用,与抗醛固酮类利尿药——螺旋内酯(安体舒通)的作用不同,茯苓在利尿中同时增加 Na^+、K^+ 等离子的排出量。茯苓促钠排出的有效成分可能为茯苓菌的代谢产物茯苓酸及去氧茯苓酸等二萜类化合物,通过抑制肾小管对 Na^+ 的再吸收而利尿。猪苓汤(猪苓、茯苓、泽泻、阿胶、滑石)对大鼠的利尿作用与负荷水及剂量的大小密切相关,负荷水量大时有利尿作用,大剂量应用,排尿量反而减少。

2. 对免疫功能的作用:茯苓多糖对小鼠几种移植性肿瘤的抗癌效果尚不够理想,但有明显增强免疫的作用。羧甲基茯苓多糖能显著提高小鼠腹腔巨噬细胞的吞噬百分率及吞噬指数,对纯种小鼠在剂量为 300mg/kg 时,使胸腺、淋巴结重量明显增加,可刺激 β 细胞,增强免疫机能。并能拮抗免疫抑制剂醋酸强的松对巨噬细胞功能的抑制作用。同时还能减轻 60Coγ 射线所致的小鼠末梢白细胞减少症。对大鼠佐剂关节炎或继发性炎症有较强的抑制作用,并能改善炎症大鼠的全身症状,特别能抑制自身免疫疾病的诱发。用单味茯苓治疗慢性精神分裂症,给药前后测定其免疫球蛋白 IgA 及铜蓝蛋白的含量,结果表明,茯苓能显著降低患者过高的血清免疫球蛋白 IgA 及铜蓝蛋白的含量。茯苓、党参、白术煎剂内服能使玫瑰花结形成率及植物血凝素诱发淋巴细胞转化率显著上升,故可认为上述药物有促进细胞免疫作用。又能使免疫球蛋白 IgG 含量显著上升,说明有提高体液免疫功能的作用。

3. 其他作用:

① 影响消化系统的功能。茯苓浸剂对家兔离体肠有直接松弛作用,使肠平滑肌收缩振幅减小,张力下降。茯苓配伍金银花以及红参对大鼠实验性消化溃疡有预防效果,可使胃液酸度降低。

② 影响体内代谢。成方五苓散对慢性乙醇中毒动物体内的代谢异常(如电解质 Na、K、Ca、Zn、Mg 含量降低,肝内甘油三酯及各器官中谷胱甘肽减少),可使之恢复正常。猪苓汤及五苓散对慢性肾功能不全的大鼠能促进各脏器电解质(Na、K、Ca、Mg、Zn、Cu)的排泄,对电解质的平衡有调节作用。茯苓能影响实验性动脉粥样硬化动物血浆中蛋白的比率。并能降低血糖。

③ 影响心血管。茯苓有抑制毛细血管通透性的作用,给小鼠腹腔注射茯苓提取物后,可增加小鼠心肌 86Rb 的摄取。

此外,动物实验证明,茯苓可降低眼内压。

4. 毒性作用:羧甲基茯苓多糖 2000mg/kg 一次给小鼠腹腔注射及静脉注射 350mg/kg,小鼠全部存活,无不良反应。对犬亚急性毒性实验(60、200、400mg/kg 静注)未发现毒性反应。

应用

1. 治疗水肿、小便不利:对一般水肿胀满,有脾胃虚弱的比较适宜,可配泽泻、猪苓加强利尿作用;如偏于寒或阳虚,再配桂枝或肉桂以通阳。在利尿药中加入桂枝或肉桂能促进血液循环而加强利尿。五苓散适用于程度较轻的肾炎性水肿、泌尿系统感染。导水茯苓汤随证加减施治,对小儿肾炎患者水肿消退较好。

2. 治疗脾胃虚弱引起的消化不良,上腹胀满,食欲减少以及脾虚泄泻等:茯苓可健脾化湿,由于利尿,肠道水分减少,可使大便变稠。凡脾虚(相当于消化功能不足)者可用茯苓配伍党参。

3. 治疗痰饮:可配桂枝、白术。痰饮在胃(上腹胀满,胃部有振水音、呕吐清水痰涎,如慢性胃炎)则配半夏、生姜;痰饮在肺(咳嗽痰多时,呼吸不畅如慢性支气管炎支气管扩张)则配陈皮、半夏和川贝。

4. 用于镇静安神:治惊悸失眠,以茯神作用较强,亦可用茯苓配酸枣仁、远志、柏子仁及五味子等,如补心丹。茯苓治疗心悸,不论虚证、实证均有效,尤以功能性之心悸疗效为好。

5. 用于慢性精神分裂症:茯苓煎剂治疗慢性精神分裂症,取得较好疗效。治疗 1~3 个月后血清免疫球蛋白 IgA 及血清铜蓝蛋白的含量均比给药前明显下降。

此外,桂枝茯苓丸(桂枝、茯苓、牡丹皮、桃仁及芍药)可用于治疗子宫及其附件的炎症、月经不调等妇科病及慢性副鼻窦炎。

泽　泻

本品为泽泻科植物泽泻 Alisma plantago - aquatica L. var. orientale Samuels 的块茎。性寒,味甘。有清热、利水、渗湿的功效。《本草经》记载:"主风寒湿痹,乳难,消水,养五脏,益气力,肥健消水"。《名医别录》则谓:主"消渴,淋沥,逐膀胱三焦停水"。为中医常用利尿药,本品渗湿而泄热,茯苓则渗湿健脾。泽泻主要成分含挥发油、生物碱、甙、天门冬酰胺、植物甾醇、脂肪酸、胆碱及泽泻醇等。泽泻含钾量达 147.5mg%。

药理

1. 利尿作用:泽泻对健康人或家兔均有利尿作用,可使健康人的尿量增加 63%,尿中排钠、尿素量也增加,家兔和犬灌胃给药,其利尿作用较弱或无效。泽泻利尿作用也可因采集季节及药用部位不同而不同,冬季产的泽泻利尿效力最强,春季的效力稍差。泽泻须(冬产)也稍有利尿作用。泽泻也可因炮制而影响利尿效果,生泽泻酒制、麸制对大鼠均有一定的利尿作用,而盐制者则不利尿。在五苓散方剂中,泽泻分为生用和盐制,其余组成和条件完全一样,结果盐制方剂和生用方剂的利尿强度相似,与单味药实验结果不同,可能在方剂中药物的相互作用,而使整个方剂表现有一定的利尿作用。

2. 降血脂作用:泽泻提取物、醇浸膏及醇浸剂等,对家兔实验性高脂血症有防治作用,均可使血清总胆固醇及甘油三酯的含量降低,其降胆固醇作用与安妥明相似,优于山楂及地骨皮。泽泻能预防及抑制兔实验性主动脉粥样硬化斑块的形成,缓和其发展。泽泻可使主动脉内各种脂质减少,特别是胆固醇酯显著减少,从而导致主动脉斑块减轻。用同位素示踪证实泽泻提取物可抑制小鼠肠内胆固醇的吸收,及其体内胆固醇的酯化。泽泻还能提高血中高密度脂蛋白－胆固醇(HDL－ch)的含量;高密度脂蛋白(HDL)提高后,能促使胆固醇从动脉壁正常地消除,运至肝脏代谢和排泄,防止其沉积,故泽泻具有干扰胆固醇吸收、分解和排泄的作用。

3．抗脂肪肝作用：有人在筛选抗脂肪肝药物时发现泽泻有效成分 T 提取物对低蛋白饮食、乙基硫氨酸(ethionine)所致的脂肪肝均有不同程度的抑制作用,对四氯化碳所引起的急性肝损伤有保护作用。在实验性高脂血动物模型中,发现泽泻组内胆固醇、胆固醇酯、甘油三酯、总酯均显著低于对照组,镜检空泡样脂变明显为轻,证实有改善肝脏脂肪代谢的作用。其作用机理可能为影响了与胆固醇酯代谢有关的酶及抑制肝内甘油三酯合成等所致。另外,泽泻所含胆碱、卵磷脂等成分亦有一定抗脂肪肝作用。

4．其他作用：家兔皮下注射泽泻醇浸膏(6g/kg)有轻微降血糖作用,但皮下注射煎剂(5g/kg)则无作用。泽泻能中度增加离体兔心冠脉流量及松弛离体兔胸主动脉平滑肌,对心肌收缩力有轻度抑制作用。在试管内能抑制结核杆菌的生长。泽泻可使血液凝固时间延长,有抗凝血作用。

5．毒性作用：泽泻有效成分 T 对小鼠静脉注射的 LD_{50} 为 780mg/kg,腹腔注射为 1270mg/kg。口服 4000mg/kg 无死亡。醇浸膏每日以 2g/kg(按体重计算为临床用量的 40 倍)喂大鼠三个月,除食欲一度稍减外,健康状态、活动、血清 GPT、血红蛋白无明显改变;对肝肾有一定损伤作用,但较轻。泽泻醇提取物相当于临床按 kg 体重的 200 倍剂量给小鼠一次灌胃(100g 生药/kg),72 小时无一鼠死亡。

应用

1．用于水湿停滞、小便不利、水肿等证：常与茯苓、猪苓配伍,以增强利水消肿功效。又用于湿盛腹泻,常配茯苓、白术,如茯苓泽泻汤。

2．用于治疗肾阴不足(肾阴虚)、肾阳亢盛而引起的遗精、滑精、眩晕等证：取其有泻肾火的作用(可能与利尿清热有关),但须配合其他滋补肾阴的药物,如熟地、山萸肉等。

3．治疗高脂血症：不同的泽泻制剂均能降低高胆固醇血症、高甘油三酯血症患者血清胆固醇及甘油三酯的含量。对高 β－脂蛋白(β－L)血症继发性高脂血症及慢性肝病所致的继发性高脂血症亦有效,治疗效果与疗程密切相关,疗程长效果好;提高剂量,亦能增加疗效。泽泻制剂降低甘油三酯效果更好。长期应用,泽泻无明显副作用,少数人出现轻度胃肠反应(胃纳差、嘈杂感、肠鸣等)。服醇浸膏片有嗜睡、乏力、低血钾等表现,一般继续服用,可自行消失。

4．治眩晕：李时珍谓："泽泻有治头旋、聪明耳目之功"。泽泻单味药治眩晕有一定疗效。

茵 陈 蒿

本品为菊科植物茵陈蒿 *Artemisia capillaris* Thunb. 的幼嫩茎叶,又名茵陈、绒蒿等。滨蒿 *A. scoparia* Waldst. et Kitaib. 的幼苗,亦可作茵陈使用。性平,微寒,味苦。有清热利湿之效。《本草经》谓："主湿寒热邪气,热结黄疸"。《名医别录》谓："治通身发黄,小便不利,除头痛,去伏瘕"。中医多用以治疗黄疸。茵陈含 6,7－二甲氧基香豆素(6,7－dimethoxycoumarin)、绿原酸(chorogenic acid)和咖啡酸(caffeic acid)。全草含挥发油约 0.27%,油中成分有 β－蒎烯(β－pinene)、茵陈炔酮(capillin)、茵陈烯酮(capillone),从滨蒿中也提得对羟基苯乙酮(4－hydroxy－acetophenone)和胆碱。

药理

1．利胆护肝作用：茵陈的水浸剂、煎剂、醇提物及其挥发油对犬、豚鼠、大鼠均能促进胆汁分泌。茵陈的利胆作用与其中所含的 6,7 – 二甲氧基香豆素有关。急性动物实验证明,对麻醉大鼠十二指肠给 6,7 – 二甲氧基香豆素,给药半小时后,胆汁分泌量平均增加 50%。从十二指肠给予麻醉犬,平均增加 133.03%,剂量加大,利胆作用也增强,维持时间达 2 小时以上。对慢性胆瘘犬口服给药,亦能增加胆汁分泌量。茵陈的花苞及果实中,6,7 – 二甲氧基香豆素含量较高,幼苗中含量甚微,故有人建议应于开花结果时采收,以提高质量。绿原酸及绿原酸的分解产物咖啡酸、对羟基苯乙酮对大鼠静脉注射均有利胆作用。后者并能增加胆汁中胆酸及胆红素的含量,对四氯化碳造成急性肝损伤的大鼠,同样也能增加胆汁分泌。茵陈蒿汤(茵陈、栀子、大黄)能促进大鼠胆汁分泌和排出,茵陈与大黄配伍,其利胆作用较单味茵陈为强,认为大黄似具有触媒作用。茵陈蒿汤对肝损伤的大鼠有明显减轻作用,使肝细胞内糖的含量增加,并降低血清谷丙转氨酶的活力。亦能降低小鼠四氯化碳中毒性肝炎的死亡率。茵陈水浸液及精制浓浸液对四氯化碳中毒性肝炎犬的利胆作用较正常大鼠显著。茵陈挥发油及 6,7 – 二甲氧基香豆素均能增加肝炎兔的食量及尿量,有利尿作用。茵陈、茵陈蒿汤能抑制 β – 葡糖醛酸酶的活性,从而使葡糖醛酸不被分解,加速其在肝脏中的解毒能力。从茵陈蒿汤分离的水溶性部分,其透析液中所含的糖蛋白具有较强的抑酶作用。

2. 抗菌、抗病毒作用:体外实验证明,茵陈煎剂对人型及牛型结核杆菌有抑制作用,在试管内茵陈醇浸剂对结核杆菌的抑制稀释度为 1∶30,000。茵陈水煎剂对金葡菌明显抑制,对溶血性链球菌、肺炎球菌、痢疾及白喉杆菌也有抑制作用。茵陈挥发油在试管内能抑制或杀灭引起皮肤病的某些真菌,稀释 400 万倍仍抑制红色毛癣菌的发育。其抗真菌的有效成分为茵陈炔酮。茵陈对流感病毒、肝炎病毒均有抑制作用。《本草正义》记载:"凡下焦湿热,搔养及足胫跗肿,湿疮流水,并介治之"。这与实验结果是一致的。

3. 对心血管的作用:茵陈的水浸剂及精制浸剂均有降压作用。6,7 – 二甲氧基香豆素静脉给药能使麻醉大鼠、家兔和猫的血压迅速下降,随剂量的增加,血压下降程度及持续时间也增强和延长;对麻醉犬、猫十二指肠给药也有明显的降压作用。其降压作用可能与中枢及内脏血管扩张有关。

茵陈有明显祛脂作用,其煎剂对实验性动脉粥样硬化家兔能使其血清胆固醇下降,动脉弓段胆固醇含量明显降低,动脉壁粥样硬化轻微,内脏脂肪沉着减少。6,7 – 二甲氧基香豆素可使心室纤颤的离体兔心冠脉流量增加,并恢复节律性收缩。

4. 其他作用:

① 影响平滑肌功能。茵陈煎剂及醇浸出液对离体兔肠在较高浓度时,才出现短时兴奋现象,其挥发油对蛙和家兔离体肠管的紧张性和蠕动有抑制作用。茵陈浸剂、煎剂对离体豚鼠和家兔子宫能引起兴奋和加强收缩,苯海拉明能对抗此种收缩作用,可能茵陈中含有类似组胺的成分。6,7 – 二甲基香豆素有平喘作用。

② 镇痛,消炎,解热。用热板法等证明,6,7 – 二甲氧基香豆素有镇痛效果,也能抑制角叉菜胶所致的浮肿。茵陈煎剂、浸剂及茵陈蒿汤,对家兔人工发热有解热作用,浸剂用药半小时后即有明显的退热作用,5 小时后逐渐恢复正常。

5. 毒性作用:茵陈蒿毒性甚低,临床一般用药多不出现毒性反应。6,7 – 二甲氧基香豆素小鼠口服的 LD_{50} 为 7.246g/kg;对羟基苯乙酮对小鼠腹腔注射的 LD_{50} 为 0.5g/kg,大鼠口服的 LD_{50} 为 2.2g/kg。亚急性毒性实验,大鼠连续给药 3 个月,其体重、血常规、肝脏组织学检查均无明显变化,在大剂量时对胃肠道有轻度刺激作用。

应用

1．治黄疸：治湿热黄疸，用于阳黄(多见于急性黄疸型传染性肝炎)，单用茵陈内服即可奏效。如热重于湿，有发热、小便不利、大便秘结，可配以栀子、大黄，方如茵陈蒿汤。能降低黄疸指数。如果湿重于热，大便并不秘结，而小便不利较显著，可配五苓散，方如茵陈五苓散。

治寒湿黄疸，用于阴黄(多见于慢性黄疸型传染性肝炎、肝硬变及慢性胆囊炎等)，须配温里药，如附子、桂皮、干姜及白术等，用以温里通阳化气，化湿而除阴寒。用茵陈煎剂及其复方也可预防肝炎。

2．降血脂及抗血管硬化等疾病：中医古籍中有关于茵陈抗衰老的记载，《本草经》谓茵陈"久服轻身益气而耐老"。茵陈"耐老"可能与它降血脂和抗血管硬化等作用有关。天津等地用茵陈代茶治疗高胆固醇血症，血清胆固醇有所下降。用 6,7－二甲氧基香豆素治疗心绞痛，使心绞痛症状和心电图均有不同程度的缓解和改善。

3．用于胆石症：用茵陈胆道汤治疗和预防胆色素胆石病。胆石症及非结石胆道疾患病人服用茵陈胆道汤(茵陈、柴胡、金钱草、栀子、黄芩、木香、枳壳、大黄)后，可使胆汁流量增加，胆汁中胆酸、磷脂、胆固醇浓度增加，胆红素等浓度减少。病人在胆囊造影时，亦发现服茵陈煎剂或冲剂后，胆囊有轻度缩小。

4．用于驱虫：茵陈挥发油能麻痹猪蛔虫及人蛔虫，故胆道蛔虫症常选用本品。

5．对灰黄霉素治疗头癣有增效作用：对羟基苯乙酮每日 30mg/kg 与灰黄霉素每日 7.5mg/kg(为常规治疗的一半剂量)治疗 48 例黄癣和 12 例白癣病人，取得较好疗效，说明加用对羟苯乙酮对灰黄霉素治疗头癣有增效作用。

10　温里药

凡能温里散寒,治疗里寒证的药物称为温里药。温里药具有温里散寒、止痛等作用,其中部分药物还有温阳、回阳作用。里寒证常见以下二个方面的病证:一是寒邪入里,脾胃阳气受抑;因脾主腐化水谷,脾阳受侵,则水谷不消,见心腹胀满、脘腹疼痛、呕吐、泄泻等,宜温中散寒。二是心肾阳气虚弱,寒从内生,见腰膝酸痛、四肢浮肿、小便不利等;尤其心肾阳衰,而见汗出不止、四肢厥冷、呼吸微弱、脉微欲绝等的"亡阳证",必须温肾回阳。根据温里药的近代研究结果,将其药理作用归纳如下。

1.对心血管系统的作用:温里药具有"回阳救逆"和"温心阳"的功效,用于"心阳衰微"及"亡阳证"。心阳衰微与心力衰竭及缓慢型心律失常等有关,亡阳与休克的症状相似。"回阳救逆"的代表药有附子等,代表方有四逆汤、参附汤、芪附汤等。它们用于心脏病及各种休克和低血压、缓慢型心律失常等均有一定疗效。实验证明附子、乌头、干姜、肉桂、细辛等对心血管系统均有明显作用,现分为强心、抗心律失常和抗休克二方面加以叙述。

① 强心及抗心律失常。附子及乌头煎剂对各种动物的离体心脏和在位心脏均有强心作用。可使收缩力加强,心率加速,冠脉血流量和心肌耗氧量增加。亦能增加培养的心肌细胞搏动频率及振幅,提高家兔实验性窦房结病的心率,使动物恢复窦性心律,使大部分动物的ST－T波的改变恢复正常。并能对抗小鼠实验性缓慢型心律失常。临床用于缓慢型心律失常及各型休克均有较好疗效,这与附子的"温阳"功效是一致的。细辛亦能增加心肌收缩力,明显改善左室泵功能。姜的酒精提取液对心脏有直接兴奋作用。

② 抗休克。熟附片制剂可引起麻醉猫或犬的血压下降,同时引起下肢血管扩张,冠脉流量增加。附子及芪附、参附注射液能显著提高小鼠对缺氧的耐受力,对抗垂体后叶素所致的大鼠急性心肌缺血和心律失常。并能缩小和减轻麻醉犬急性心肌缺血性损伤的范围和程度。人参四逆汤对失血性低血量休克能延长其存活时间和存活百分率;对纯缺氧性休克、血管栓塞性休克及心源性休克等能提高平均动脉压,加强呼吸运动,稳定中心静脉压和延缓因缺氧而引起的异常,心电图波形的出现,延长休克动物的存活时间,并能提高常压下小鼠耐缺氧的作用。以上说明附子用于"亡阳"及"四肢厥逆",具有"回阳救逆"的功能密切相关。

姜的挥发油和辛辣成分(姜酚及姜烯酚)能使血管扩张,血行旺盛,促进循环。姜的酒精提取液对猫的血管运动中枢和呼吸中枢有兴奋作用。这些有利于休克状态的机体恢复。

肉桂水煎剂及桂皮油、桂皮醛、桂皮酸有血管扩张作用,促进血液循环,使身体表面和末梢的毛细血管血流畅通,对体内脏器也能增加血流量,起到温热的作用。肉桂能使离体豚鼠心脏的冠脉流量增加。麻醉犬静脉注射后 1~2 分钟,冠脉和脑血流量明显增加,血管阻力下降,对垂体后叶素所致家兔实验性急性心肌缺血有一定的保护作用。试管内浓度 0.2g/ml 和静脉注射 6.0g/kg 均能显著抑制 ADP 诱导的大鼠血小板聚集,体外有抗凝作用。以上作用可初步说明肉桂的"通血脉"功效。

胡椒、肉桂、干姜等能引起皮肤血管扩张,故服药后可出现全身温热感。吴茱萸醇提取液对正常家兔有升温作用。

温里药的以上作用,可能与"助阳气"的功效有关。

2. 健胃及驱风作用:温中散寒的中药,大多有健胃、驱风作用。干姜、胡椒、吴茱萸等,其味均甚辛辣,故为辛辣性健胃药。例:姜的芳香和辛辣成分能直接刺激胃粘膜引起局部血液循环改善,胃液分泌增加,胃蠕动增加,有助于提高食欲和促进消化吸收作用,增强人体唾液淀粉酶的作用;姜煎剂灌注分离小胃的狗,使小胃胃液分泌增加,并刺激游离盐酸分泌,增强脂肪酶的作用。丁香、高良姜、草豆蔻对胃液分泌亦有影响,当犬主胃灌注丁香浸出液后,小胃的胃酸排出量和胃蛋白酶活力均显著提高;高良姜浸出液能提高胃酸排出量;草豆蔻能明显提高胃蛋白酶的活力。家兔经消化道给予姜油酮可使肠道松弛,蠕动减弱。姜、肉桂、吴茱萸、丁香、胡椒等对胃肠道有缓和刺激作用,能增强胃肠张力和蠕动,有利于胃肠积气的排出。由于这类药物有健胃、驱风和兴奋消化功能,能排除胃肠积气,在排气后有时出现较长时间的肠道松弛。从而可以说明本类药物治里寒证水谷不化,心腹胀满及泄泻脘腹疼痛等的部分机理。

3. 镇吐作用:姜有止吐降逆作用,其浸膏能抑制狗由于硫酸铜引起的呕吐。丁香亦有镇吐作用。

4. 镇痛作用:附子、姜、肉桂、吴茱萸、细辛等均有不同程度的镇痛作用。乌头碱类生物碱及乌头煎剂均具有镇痛作用,能提高小鼠热板法及电刺激法的痛阈。姜酚及姜烯酚口服或静脉注射。在 Randall Selitto 法(大鼠)及醋酸扭体法(小鼠)均有镇痛作用。肉桂中的桂皮醛对小鼠的压尾刺激或醋酸扭体法试验,表现有明显镇痛作用,还有镇静、解热作用。吴茱萸、吴茱萸碱、异吴茱萸碱及细辛挥发油经兔齿髓电刺激法证明有镇痛作用。

表 10-1 温里药主要药理作用总括表

作用 药物	心血管系统			消化系统		中 枢 作 用				其 他
	强心	扩张血管	抗休克	健胃	驱风	镇静	镇痛	解热	抗惊	
附 子	+	+	+	+	−	+	+	±		抗菌,抗炎,抗寒冷,局麻
干 姜	+	+	+	+	+		+	+		止吐,镇咳,抗菌
肉 桂		+	+	+		+	+	+	+	抗菌,抑制 ADP 诱导的血小板聚集,体外抗凝
吴 茱 萸		+		+	+		+			抗菌,驱蛔虫,止吐,子宫收缩
细 辛	+	+	+			+	+	+	+	抗菌,抗真菌,抗炎,局麻
丁 香				+	+					抗菌,驱虫,子宫收缩
胡 椒				+	+			+	+	全身有温热感,升压
小 茴 香					+					增强胃肠运动

附 子(附乌头)

本品为毛茛科植物乌头 Aconitum carmichaeli Debx. 的子根,其主根为川乌(即乌头)。附子性热,味辛,有毒。功能回阳救逆,温阳,散寒止痛。乌头性热,味辛、苦,有大毒。功能祛风除湿,散寒止痛。生附子含乌头碱(aconitine)、次乌头碱(hypaconitine)、中乌头碱(mesaconitine)等;乌头中除含上述生物碱外,还含有塔拉弟胶(talatisamine)、川乌碱甲及川乌碱乙。乌头碱水解后变为毒性较小的苯甲酰乌头胺(benzoyl aconine),继续水解则生成乌头原碱(aconine),其毒性为乌头碱的1/2000。附子经炮制后,生物碱含量减少(见表10-2),其毒性亦大为降低(见表 10-3)。此外,从附子中提得消旋去甲乌药碱(dl-demethylcoclaurine, higenamine)、去甲鹿尾草碱(salsolinol)及氯化甲基多巴胺等活性成分。

　　生川乌含醚溶性生物碱约0.599%,盐附子含0.15%,黑附片及白附片含0.05%。生附子尚含有类脂质。

表 10-2　炮制前后附子中生物碱含量的变化

品　　种	总　碱(%)	分　别　测　定		
		中乌头碱(%)	乌头碱(%)	次乌头碱(%)
生附子(原料)	1.34	0.033	0.004	0.120
白附片	0.14	- **	-	0.001
熟附片	0.20	<0.001	-	0.001
黑顺片	0.23	<0.001	-	0.001
黄顺片	0.18	0.007	0.002	0.010
盐附子	0.22	0.008	0.002	0.016
胆附子	0.18	0.003	0.001	0.008
胆水浸生附子	0.33	0.015	0.004	0.003

**未能检出

表 10-3　附子在炮制前后总生物碱含量及毒性变化

制　　剂	总生物碱(%)	LD_{50}生药 g/kg(小鼠)		
		p.o.	i.p.	i.v.
未炮制附子	0.82~1.56	5.49	0.71	0.49
炮制后附子	0.12~0.29	161	11.5	2.8

药理

1．对心血管系统的作用:

① 强心。附子的"回阳救逆",可能为其强心作用所致。熟附片煎剂及乌头煎剂对蟾蜍、蛙、兔、豚鼠、大鼠等离体心脏及熟附片煎剂对豚鼠、猫、狗等麻醉动物的在位心脏和巴比妥类引起的心衰猫心脏均有强心作用,剂量加大可出现心律不齐。生附子浸出液因含大量乌头碱,故对心肌呈现明显毒性作用。经长期煎煮后,因乌头碱水解为乌头原碱,毒性大减,而强心成分虽经煎煮,炮制而不破坏。其强心成分为水溶性的。除尽钙离子的水溶部分仍具有显著的强心作用。从附子中分得的消旋-去甲乌药碱,稀释至10^{-9}浓度时,仍呈现强心活性。各地采集的乌头均含有消旋-去甲乌药碱,,因其品种、产地、采集时期的不同,含量变化很大。去甲乌药碱对蟾蜍离体心脏、在位兔心和豚鼠衰竭心脏均有强心作用;并能增加培养的心肌细胞搏动频率及振幅,亦能对抗自发性心肌细胞团的节律失常,其正性肌力和心率作用能被心得静所拮抗。去甲乌药碱和异丙肾上腺素对β受体有相似的亲和力,但去甲乌药碱的内在活性较小,它是β受体部分激动剂。去甲乌药碱 0.1mg/ml 以 $4\mu l/g$(体重)及$10\mu l/s$的速度尾静脉给药,对小鼠实验性缓慢型心律失常有防治效果。附子Ⅰ号(含去甲乌

药碱)对家兔实验性窦房结病有一定治疗作用,可提高心率 $34.27 \pm 19.94\%$,能使 66.6% 的动物恢复窦性心律,使大部分模型动物的 ST－T 波改变恢复正常。去甲鹿尾草碱能兴奋豚鼠离体心房,增加收缩频率;静脉注射能升高正常和毁脊髓大鼠血压,加快心率,对 β 受体及 α 受体都有兴奋作用。氯化甲基多巴胺亦有强心作用。参附注射液对心衰豚鼠有短暂的治疗作用(MAP 和 LV dp/dt max 升高),对大鼠的离体缺氧心衰有一定的预防和治疗作用。参附注射液较单味药(人参或附子)有更明显的效果;芪附配伍较单用黄芪作用增强。

② 增加血管血流量,升高血压,提高耐缺氧能力。附子注射液静脉注射后,麻醉狗心输出量、冠脉、脑及股动脉血流量明显增加,血管阻力降低。

附子注射液能使清醒正常犬的血压升高,其升压作用可被 α 受体阻滞剂所阻断。炮制附子的水提物有先降压后升压的作用。附子中含有升压和降压的不同成分,因产地和加工方法不同,这些成分含量也不同。

去甲乌药碱在麻醉及不麻醉犬每分钟静滴 $1 \sim 4\mu g/kg$ 后,血压下降,心率加快,左室压力上升最大速率和心输出量均增加,冠脉、脑和外周动脉及全身血管阻力降低。上述作用可被心得安阻断,而与异丙肾上腺素相似。氯化甲基多巴胺有升压作用,其升压作用可被 α 受体阻滞剂酚妥拉明取消,也能被神经节阻断剂六烃季胺所阻断。

50% 附子注射液能显著提高小鼠对缺氧的耐受力,能对抗垂体后叶素所致的大鼠急性心肌缺血和心律失常,对麻醉犬急性心肌缺血性损伤的范围和程度有明显的缩小和减轻作用。芪附注射液对麻醉犬实验性心肌缺血有明显的保护和缩小损伤范围的作用,表现在 ST 段抬高的降低和 NST↑%(ST 段抬高的点数占全部标测点的%)的减少。此作用可能是由于芪附注射液的负性变时和负性变力性,以及降低左室后负荷和室壁张力等效应,增加了对缺血心肌氧的供应,降低了心肌耗氧量,从而改善了心肌氧的供求平衡。芪附及参附注射液对小鼠耐缺氧有保护作用,对垂体后叶素所致大鼠急性心肌缺血、心律失常有保护和对抗作用。

四逆汤煎剂肠道灌注对原发性小肠缺血损伤的肠系膜上动脉闭塞性休克和继发性小肠缺血损伤的晚期失血性休克的家兔有治疗作用。人参四逆汤有推迟失血性低血量休克的大鼠发展为不可逆性休克的作用,延长其存活时间及提高不可逆性休克的存活百分率。人参四逆汤对纯缺氧性休克兔、血管栓塞性休克猫及心源性休克兔均能不同程度地提高其平均动脉压,加强呼吸运动,稳定中心静脉压和延缓因缺氧引起的异常心电图波形的出现,延长休克动物的存活时间,且能提高常压下小鼠耐缺氧的能力。

2. 抗炎作用:附子对风寒湿痹的关节疼痛有治疗作用。实验证明,口服附子水煎剂对大鼠甲醛性或蛋清性踝关节肿胀有明显抑制作用,生附子的甲醇提取物对小鼠醋酸所致血管通透性亢进及角叉菜胶浮肿有抑制作用。乌头碱类(乌头碱、中乌头碱及次乌头碱)在低剂量的情况下能够抑制小鼠醋酸所致血管通透性亢进和大鼠组胺所引起的血管通透性亢进,抑制大鼠、小鼠角叉菜胶足跖浮肿,也能抑制受精鸡胚的浆尿膜上的肉芽形成。附子的不含生物碱的水提物也有明显抗炎作用。关于附子的抗炎作用的原理,有多种看法。由于给附子后肾上腺内维生素 C 和胆甾醇含量减少,尿排泄 17－酮类固醇增加,血中嗜酸性白细胞降低,碱性磷酸酯酶和肝糖元增加,故有人认为主要是兴奋了垂体－肾上腺皮质系统的缘故;但在切除肾上腺后,附子仍有明显抗炎作用,所以也有人认为附子的抗炎作用不是通过垂体－肾上腺系统引起的。还有认为附子本身具有糖皮质激素样作用。

3．对免疫功能的作用：附子对特异性体液免疫有促进作用。附子注射液可使小鼠血清抗体滴度及脾脏抗体形成细胞数明显增加。对非特性免疫亦有促进作用。

4．其他作用：

① 镇静，镇痛。生附子能延长环己巴比妥的睡眠时间，抑制小鼠自发运动的倾向。生附子及乌头碱类生物碱能抑制压迫大鼠尾部引起的疼痛和腹腔注射醋酸引起的小鼠扭体反应，具有显著的镇痛作用。

② 局麻。附子、乌头和乌头碱能刺激局部皮肤，使皮肤粘膜的感觉神经末梢呈兴奋现象，产生搔痒与灼热感，继以麻醉，丧失知觉。乌头碱对神经肌肉接头活动和神经干复合电位首先是阻遏兴奋在神经末梢的传导，高浓度下也可使神经干完全丧失兴奋和传导冲动的能力。

③ 抗寒冷。附子煎剂在寒冷环境下能抑制小鸡及大鼠的体温下降，甚至使降低的体温升高，延长生存时间，减少死亡率。

5．毒性作用：附子及其各种成分的毒性见表 10－4。附子和乌头误食或用药不慎引起中毒者并不少见。附子的毒性主要由乌头碱类生物碱引起，乌头碱的致死量为 3～4mg，人

表 10－4　附子及其各种成分的毒性

名　　　称	小　　鼠 LD_{50}(mg/kg)			
	灌胃	皮下注射	腹腔注射	静脉注射
乌头碱	1.8	0.27～0.31	0.31	0.12
中乌头碱	1.9	0.20～0.26	0.20～0.30	0.10～0.13
次乌头碱	5.8	1.19	1.10	0.47
去甲乌药碱	3350		300	58.9
熟附片煎剂	1742		3516	

口服乌头碱 0.2mg 即致中毒。中毒症状为恶心，呕吐，腹痛，腹泻，头昏眼花，口舌、四肢及全身发麻，畏寒，继之瞳孔放大，视觉模糊，呼吸困难，手足抽搐、躁动，大小便失禁，血压及体温下降，心电图表现为心率变慢，房性、室性期外收缩和心动过速，乃至心室颤动。附子中毒的心电图与乌头碱中毒时相似。附子、干姜、甘草组成的四逆汤比附子单用毒性大为降低，小鼠口服的 LD_{50} 为 71.78g/kg。可用阿托品及利多卡因等抢救。孕妇忌服或慎用。

应用

1．回阳救逆：用于亡阳证，四肢厥冷、面色苍白、出冷汗、脉微欲绝等。常配人参（参附汤）或干姜、甘草（四逆汤）以回阳益气救脱。参附注射液抢救危重病人 51 例，包括心脏病、各种休克患者，其血压恢复正常水平者 40 例（87%），对改善末梢循环尤为显著，给药后 1 小时即使紫绀消失（70%）。并对心率有调整作用，休克病人有代偿性心率加快，心率可超过100 次/min，给药后减慢到 80 次左右。四逆汤或人参汤治疗"气血暴脱"证类似心源性休克有效。说明上述方药以"益气活血，回阳救逆"在抢救心血管循环衰竭方面有一定功效。

2．温阳：用于心阳衰微，肾阳不足，畏寒肢冷；脾胃虚寒，腹痛便溏等证。用附子Ⅰ号（含去甲乌药碱）对 68 例缓慢性心律失常病人静脉滴注，有一定疗效，用药后心率增快，四肢由冷变温，面部潮红，并对房室结部位的传导有改进作用。临床电生理表明，附子Ⅰ号能增

加窦房结自律性,改善窦房传异,使心率加快,这是该药治疗病窦的电生理基础。测定附子Ⅰ号对缓慢性心律失常病人用药前后 LVEF 值(左室射血分数),证明有增强心肌收缩力,提高心排血量作用。并有周围血管扩张,舒张压下降,面色潮红等反应,和附子温阳作用相符合。

3. 散寒止痛:可用于风湿性关节炎、关节痛、腰腿痛、神经痛等有一定疗效,有祛寒除湿,温经止痛的功效。

11　理气药

　　凡具有疏畅气机、调整脏腑功能、消除气滞的药物,称为理气药。中医理论认为气运行于全身,贵在流通疏畅,如果某些脏腑、经络发生病变,使气的流通发生障碍,则出现气滞。气滞的临床表现以胀闷、疼痛为主。由于气机阻滞部位的不同,又可表现出不同证候。如脾胃气滞可致脘腹胀痛、嗳气、呃逆、大小便失常;肝郁气滞常常表现为胸闷胁痛、食欲不振,以及乳房胀痛、月经不调;肺气壅滞出现咳喘等。气滞的症状在慢性胃炎、溃疡病、胆道疾病、慢性肝炎等许多消化系统疾病以及支气管哮喘、妇女痛经等疾病中皆可见到。气滞的治疗原则是理气或行气。临床常用的理气药有陈皮、青皮、厚朴、枳实、枳壳、木香、乌药、香附、大腹皮、薤白、沉香等。现将理气药的主要药理作用归纳如下:

　　1. 对胃肠平滑肌的作用:

　　① 缓解胃肠平滑肌痉挛。本类药物中的大多数有抑制胃肠平滑肌的作用。如陈皮、青皮、枳实、枳壳、乌药、厚朴、香附、木香等,此等药物均可降低实验动物离体肠管的紧张性,对抗乙酰胆碱引起的肠平滑肌痉挛性收缩。其中以青皮、陈皮、枳实、枳壳的作用最为显著。青皮又强于陈皮,枳实强于枳壳。此与中医文献中所述破气药的作用比理气药强的论述是吻合的。以理气药为主制成的复方木香注射液(含广木香、乌药、枳实、黄荆子)对多种动物的离体肠管亦有抑制作用。根据陈皮、青皮、厚朴皆可对抗毛果芸香碱和氯化钡引起的肠管痉挛性收缩,而且在阿托品使肠管紧张性降低的基础上,枳实、青皮、陈皮仍能进一步表现抑制效应,以及从酚妥拉明能阻断复方木香注射液的抑制作用等实验资料分析,药物的解痉作用可能与α受体、胆碱受体及对肠管平滑肌的直接抑制有关。青皮、陈皮、枳实、枳壳中皆含有对羟福林(synephrine),为一种α受体兴奋剂。有人认为对羟福林可能是这些药物松弛平滑肌的作用物质。《本草概要》中记述"青皮、陈皮有止气冲胸中,疗呕哕、反胃吐清水之效;枳实、枳壳能治心下痞急、气逆胁痛、呕吐、溏泄;厚朴主客寒犯脾胃,腹内雷鸣虚吼,具止呕吐、泻利、吐酸水之功;木香治壅气上冲,呕逆反胃、肠鸣、泄泻;乌药与香附均有止反胃、呕吐、泻利的作用。"从这些理气药的共同主证分析,均似反映着不同程度的胃肠道运动亢进的现象:或为蠕动增加,或出现逆蠕动,或为张力过高,舒张不全等。本类药物具有的抑制胃肠平滑肌收缩,缓解肠管痉挛的效应,为上述的降逆、止吐、止泻痢、除痛等治疗作用,提供了有力的实验依据。

　　② 增强胃肠运动。已证明部分理气药能兴奋胃肠平滑肌,增强肠管蠕动。枳实、枳壳、乌药对在位肠管(胃瘘、肠瘘或麻醉动物在位肠)表现出兴奋效应,使胃肠运动节律增加,收缩加强。复方木香注射液灌胃给药亦能明显增强胃肠道蠕动,促进肠内容物的推进。大腹皮与多数理气药抑制离体肠管的作用不同,能使肠管收缩加强,提高其紧张性。特别是采用分析肠鸣音的方法及在 X 线下直接观察药物对人体肠运动的影响,发现在临床用药剂量下,枳实可使肠蠕动波加深,蠕动节律有力。理气药的这种兴奋胃肠道的作用,有利于抑制的肠运动恢复,增强蠕动,排出肠腔积气积物。临床应用枳实治疗胃下垂,用木香注射液及理气方药治疗胃肠胀气已取得一定效果,治疗后多数患者的腹胀、腹痛、便秘等症状缓解。对腹

部手术后患者恢复肠蠕动的效果亦佳。外科临床就以行气法作为急性肠梗阻的治则之一。枳壳等药或协同攻里通下药用于增强梗阻近端肠管蠕动,或解除痉挛性肠梗阻的平滑肌痉挛,均取得了良好的效果。

2. 对消化液分泌的影响:陈皮具有理气健脾的作用,木香健胃清食,厚朴治宿食不消,皆为治脾不健运,不饥食少,消化不良的常用药。理气药具有的这种健胃、助消化作用,可能与药物中含有的挥发油有关。有人认为陈皮挥发油能促进胃液分泌,有助于消化。佛手、厚朴、木香、乌药、沉香等所含挥发油口服后对胃肠亦具有局部作用。实验中观察到乌药有增加消化液分泌的作用。但对病理性胃酸增加,如大鼠结扎幽门所引起的实验性胃溃疡,以理气药为主组成的理气开郁方(木香、枳壳、陈皮、郁金、柴胡、白芍、甘草)可降低溃疡发病率,使胃液分泌减少,游离酸与总酸度降低。厚朴酚也有抗大鼠应激性溃疡和拮抗中枢性胃酸分泌的作用。

3. 利胆作用:实验证明,不少理气药如沉香、香附、陈皮、青皮、枳壳有不同程度提高大鼠分泌胆汁的能力,使胆汁流量明显增加(见表 11-1)。青皮、枳壳并能增加胆汁中胆酸盐的含量,沉香则使胆汁中胆固醇含量降低。这些作用对维持机体正常消化功能,防止胆固醇结石发生,可产生有利影响。胆道手术后病人,服用理气方(白芍、陈皮、木香、枳壳)能显著松弛奥狄氏括约肌和降低胆囊压力。本类药物增强利胆功能的作用有助于对其治疗胸胁胀满、黄疸等肝郁症状的疗效,做出解释。

表 11-1 胆汁流量给药前后的变化

药 物	给药前 (ml/小时)	给药后增减百分率(均差±标准误%)			
		1 小时内	1~2 小时	2~3 小时	3~4 小时
对照组	0.84 ± 0.06	- 12.8 ± 4.4	- 14.3 ± 4.4	- 16.5 ± 4.7	- 13.4 ± 4.4
沉 香	0.73 ± 0.04	16.5 ± 7.3△	9.3 ± 5.8△	1.9 ± 4.4	- 3.4 ± 4.6
青 皮	0.88 ± 0.04	8.7 ± 5.7△	10.2 ± 8.2×	6.5 ± 6.1△	2.2 ± 4.8×
枳 壳	0.86 ± 0.05	- 1.1 ± 3.8	- 7.5 ± 4.8	- 5.1 ± 5.3	- 5.5 ± 5.2
木 香	0.89 ± 0.05	- 11.5 ± 5.3	- 15.5 ± 8.2	- 23.6 ± 5.5	- 21.9 ± 6.6
对 照 组	0.64 ± 0.02	- 8.8 ± 3.0	- 7.7 ± 4.2	- 3.0 ± 5.0	- 5.0 ± 4.5
陈 皮	0.70 ± 0.04	21.1 ± 6.9*	7.3 ± 4.5×	5.1 ± 6.2	- 2.5 ± 5.0
香 附	0.59 ± 0.03	15.6 ± 5.7*	1.7 ± 5.0	22.9 ± 10.4×	- 2.6 ± 4.4
去痉胆酸	0.71 ± 0.05	69.4 ± 11.3*	- 4.4 ± 8.1	- 16.0 ± 7.7	- 24.2 ± 5.7

注:每组动物 20 只大鼠;×:$P < 0.05$;△:$P < 0.01$;*:$P < 0.001$。

4. 松弛支气管平滑肌:木香、青皮、陈皮、佛手、香附还具有松弛支气管平滑肌的作用。有些药并能缓解组胺引起的支气管痉挛。有报道芸香科 11 种理气药中青皮、陈皮的平喘效价较高,临床初步观察也有一定疗效。支气管哮喘与植物神经功能紊乱,特别是副交感神经功能亢进,以及变态反应有关。理气药,如木香既能直接扩张支气管,又能抑制迷走神经中枢;枳实有抗过敏介质释放的作用。这些皆与药物的平喘作用有关。

5. 其他作用:

①升压,抗休克。枳实、枳壳、青皮、陈皮对麻醉动物均可产生明显的升压效应。枳实、

陈皮并有收缩血管、兴奋心脏的作用。枳实的升压有效成分,现在认为除对羟福林外,尚有N－甲基酪胺。临床已应用枳实注射液治疗感染中毒性、心源性、药物中毒性、脑出血等各种原因所致的休克,均有一定疗效。中医古代文献未见理气药有类似升高血压或抗休克的记载,此等近代研究成果,为传统药物的应用开辟了新途径。

②有调节子宫的作用。枳实、枳壳能兴奋子宫。香附有直接抑制子宫平滑肌的作用,可使痉挛的子宫肌松弛,并有微弱的雌激素样作用。

表 11－2　理气药主要药理作用总括表

药物 \ 作用	消化道功能调节作用			松弛支气管平滑机	利胆作用	升压	其　他
	兴奋	抑制	促进分泌				
枳　实	+	+			±	+	兴奋心脏、子宫
枳　壳	+	+			+	+	兴奋心脏、子宫
陈　皮		+	+	+	+	+	祛痰,抗溃疡
青　皮		+				+	祛痰
乌　药	+	+					抑制小鼠瘤,抗菌
木　香	+	+				+	抑菌,抗癌
香　附		+		+			抑制子宫,雌激素样作用,抗菌
大腹皮	+						抗菌,降压
厚　朴	+						
佛　手		+	+	+			祛痰
甘　松		+		+		+	镇静,驱风

枳　实(附枳壳)

本品为芸香科植物酸橙 *Citrus aurantium* L.、香橼 *C. wilsonii* Tanaka 及枳(枸橘)*Poncirus trifoliata* Raf.的未成熟果实。枳实为幼果,枳壳是未熟而近成熟的果实,有的地区用代代花 *C. aurantium* L. var. *amara* Engl.将近成熟的果实做枳壳用。枳实性微寒,味苦;枳壳性辛凉、味苦。二者皆有行气、消痰、散结、除痞的功效。枳实破气作用较强,多用于破积导滞。枳壳比较缓和,以行气宽中、除胀为主。此等果实中均含挥发油和多种甙类。所含甙主要为新橙皮甙(neohesperidin)、柚皮甙(naringin)、野漆树甙(rhoifolin)、忍冬甙(lonicerin)等。挥发油的主要成分为右旋柠檬烯及右旋芳樟醇(d－linalool)。此外酸橙中尚含大量维生素C。近年来从酸橙制得的枳实液中分离到对羟福林(synephrine)和N－甲基酪胺(N－methyltyramine)。

药理

1.对胃肠平滑肌的作用:枳实能除胸胁痰痞,破结积,消胀满。《本草经疏》指出枳壳的功能悉与枳实相同,第其气稍缓耳。说明二者皆有利胸膈、利胃肠的功效。动物实验观察到枳实和枳壳煎剂对胃瘘、肠瘘犬的胃肠运动有兴奋作用,可使胃肠收缩节律增加。正常人口服枳壳煎剂,亦能使肠鸣音脉冲辐度增大(反映肠管环状肌收缩力加强)。在 X 线下观察到小肠蠕动加强,蠕动波明显加深。但与清醒状态下整体实验结果不同。枳实、枳壳对多种动物(豚鼠、家兔、小鼠)的离体肠管平滑肌主要呈现抑制效应,明显降低其张力,抑制收缩并有拮抗乙酰胆碱的作用。个别实验,枳实高浓度对肠管呈现抑制,低浓度则在短时间抑制后出现兴奋作用。从实验结果看来,枳实既有降低肠管平滑肌张力和解痉的作用,又能兴奋胃肠,增强蠕动。由于机体机能状态和药物浓度不同而呈现的这种双重作用。对病理状态下胃肠功能失调的恢复是有利的。

2. 对子宫的作用:枳实与枳壳的煎剂、酊剂、流浸膏对家兔子宫有显著的兴奋作用。使子宫收缩有力,张力增加,收缩节律加强,甚至出现强直收缩。但对小鼠的离体子宫枳实和枳壳煎剂主要表现抑制。有人认为家兔子宫对药物的反应,在许多方面与人的子宫最为接近。《经验方》中提到以枳壳治产后生肠不收(子宫脱垂)的临床经验得到实验支持。

3. 其他作用:

① 影响血管和血压。枳实注射液给狗和家兔静脉注射,可产生明显的升压作用。对麻醉犬的升压等效量,枳实注射液为 0.5g/kg,肾上腺素为 10mg/kg。实验中观察到枳壳煎剂使狗血压上升的同时,肾容积减小;枳实注射液能明显增加肾、脑血管阻力、使股动脉血流量减少,阻力增加,并有增高总外周血管阻力的作用。提示药物的升压作用与收缩血管、提高外周阻力有关。现在认为枳实的升压有效成分为对羟福林和 N-甲基酪胺。对羟福林是一已知的 α 受体兴奋剂。经研究 N-甲基酪胺通过释放体内儿茶酚胺,间接兴奋 α 和 β 受体而发挥作用。

② 影响心肌。枳实、对羟福林和 N-甲基酪胺在离体心脏及整体狗心脏功能测定实验中,皆有增强心肌收缩力,增加心输出量,明显改善心脏泵血功能的作用,并使心率加快。利用猫心乳头肌标本证明,枳实及其有效成分尚能直接加强心肌收缩性能及诱发心肌的自动节律。最近报道,N-甲基酪胺的正性肌力作用可能与兴奋心肌 α 受体和增加 cGMP 含量有关。

枳实已作为抗体克药物在临床应用。由于其既能收缩血管,提高总外周阻力,又能增强心肌收缩力,改善泵血功能。从而有效地保证了重要器官的灌注量。这点在抗休克药物中是值得强调的。

4. 毒性作用:枳实毒性较小。小鼠静注其注射液的 LD_{50} 为 $71.8 \pm 6.5g/kg$。麻醉犬于半小时内静注累计剂量 21g/kg,未见严重反应。

应用

1. 治食积停滞胃肠,痞满胀痛,泻痢后重:常与白术、神曲、陈皮、山楂、大黄、芒硝等伍用。如枳实白术丸用于脾胃功能衰弱,消化不良。枳实导滞汤用于湿热积滞、泄泻下痢。近年来临床多用含本药的大承气汤加减治急腹症。对肠梗阻有一定疗效。枳实有助于被抑制的肠运动恢复,使鼓肠缓解,从而可使因肠管膨胀造成的肠壁血运障碍改善。

2. 治胃下垂、产后子宫脱垂或久泻脱肛:可单用枳实、枳壳或与补中益气药伍用。临床报道应用枳实治疗胃下垂,可缓解患者腹胀、腹痛、便秘等症状。

3. 用于抗休克:临床应用枳实抗休克效果较好。枳实注射液静脉给药治疗感染中毒性、心源性、药物中毒、脑出血等 94 例休克病人有效。抢救小儿感染性休克,效果亦较好。近来临床应用枳实治疗心力衰竭,也收到一定疗效。

青 皮

本品为芸香科植物橘 *Citrus reticulata* Blanco 未成熟果实的果皮或干燥幼果,亦称青橘皮或青柑皮。同属植物福橘 *C . reticulata* Blanco var . *deliciosa* H . H . Hu、朱橘 *C . erythrosa* Tanaka、甜橙 *C . sinensis* Osleck、代代花 *C . aurantium* L . var . *amara* Engl .、香橼 *C . wilsonii* Tanaka 等的幼果或未成熟果实的果皮均可作青皮使用。青皮性温，味苦、辛。具有舒肝破气、散结化滞的功能。青皮含挥发油(主要为柠檬烯 d－limonene、枸橼醛 citral 等)，并含多种黄酮甙(橙皮甙 hesperidin、枳属甙 poncirin、柚皮甙 naringin 等)。此外，自青皮中尚分离出对羟福林(synephrine)。在成分上青皮与成熟果皮(陈皮)相似。

药理

1. 解痉作用：青皮对胃肠平滑肌表现抑制效应。其煎剂可明显降低家兔离体肠管的紧张力。这种舒张效应可被乙酰胆碱所拮抗。对毛果芸香碱、氯化钡所致离体肠管的痉挛性收缩，煎剂也有解痉作用。近来观察到，青皮注射液除抑制离体肠平滑肌外，静脉注射也能缓解麻醉家兔由乙酰胆碱和水杨酸毒扁豆碱引起的胃肠痉挛。青皮与陈皮、枳实等理气药相比，舒张平滑肌的作用更强。

2. 利胆作用：青皮注射液静脉注射或煎剂十二指肠给药都能显著增加大鼠胆汁的流出量，呈现明显的利胆作用。青皮的功效偏于舒肝止痛，破气化滞。中医认为胆汁的分泌与排泄，是肝的疏泄功能的一个重要方面。气滞与肝的疏泄失常密切有关。青皮的利胆以及舒张胆囊平滑肌的作用，为其舒肝胆，治胸胁气逆、胁痛等的功效，提供了实验依据。

3. 祛痰、平喘作用：《本草纲目》记述青皮能“治胸膈气逆”，“泻肺气”。中医临床亦有应用青皮治咳逆上气的经验。用豚鼠支气管肺灌流及支气管链等实验观察到，青皮注射液能拮抗组胺引起的灌流量减少及缓解支气管链因组胺引起的痉挛性收缩。这种抑制作用随着药物剂量的递增而增强。从青皮中分离出的对羟福林，认为是青皮的平喘成分。

青皮所含挥发油有刺激性祛痰作用。

4. 其他作用：静注青皮注射液可使猫、大鼠、兔、狗等动物产生升压效应。对失血、创伤、输血等不同原因造成的实验性休克亦有一定的保护或治疗作用。青皮的升压作用可被妥拉苏林或酚苄明所阻断。但不受预先给予六烃季胺、心得安、利血平影响。其注射液对心脏也有一定的兴奋作用。除静脉注射外，灌胃、十二指肠注入或皮下注射等其他途径给药，青皮的升压作用均不明显。中医文献中青皮从未有类似升压、抗休克等功效的记载。可能与中医传统煎剂口服的给药方法有关。

应用

1. 治属肝胃不和引起的胸胁胀痛：例如治慢性肝炎的肝气痛，常与柴胡、郁金、香附等伍用，以舒肝破气。如肝脾肿大的可加鳖甲、党参。

2. 用于食积、痞满、脘腹胀痛：常以本品配山楂、六曲、麦芽、草果，如青皮丸，应用于治疗消化不良引起的食积痞闷。

3. 用于平喘：临床试用青皮治疗哮喘有一定疗效。

青　皮

12　消食药

凡能促使消化,增进食欲的药物称消食药。

消食药主要适用于宿食不消而引起的脘腹胀满,不思饮食,嗳气吞酸,恶心呕吐,大便失常,以及脾胃虚弱所致消化不良,食欲减退等。

本类药物经现代药理研究归纳起来有以下作用。

1. 助消化作用:大多数消食药含有脂肪酶、淀粉酶及维生素 B 等,有促进消化作用。在消化不良时,使用本类药物能起到助消化作用。如山楂为消食积要药,尤其对肉食所致消化不良者效果显著。李时珍曰:"煮老鸡硬肉,入山楂数颗即易烂……","化饮食,消肉积……"近代研究证明,山楂能增加胃中消化酶的分泌,促进消化,并含有脂肪酶,能加强胃脂肪酶、蛋白酶的活性。麦芽、谷芽主消米面食积,研究证明,二者均含有淀粉酶,有消化淀粉的作用。谷芽中淀粉酶含量较麦芽低,故谷芽消化淀粉的作用不及麦芽;嫩芽含淀粉酶量高。淀粉酶不耐高温,但微炒对淀粉酶活性无影响,炒黄、炒焦或煎剂则降低其酶的活性。例如,炒焦的谷芽,活性为生谷芽或炒谷芽(指微炒)的 25% 以下,煎剂的效力仅为其干粉的 5%。而炒焦的麦芽,其效力为生品的 1/6 以下,麦芽煎剂的消化淀粉效力约等于干粉的 1/3。所以,生品作用较炒黄、炒焦者强,宜用生品或微炒后研粉冲服为佳。神曲为一种酵母制剂,含有酵母菌及维生素 B,有促进消化,增进食欲的作用。鸡内金含胃激素(ventriculin)等。健康人试验,鸡内金粉末 5g 口服后,在 45 及 60 分钟时胃液分泌量最多,比正常对照值增加 30 ~ 37%,1 ~ 2 小时后恢复正常。胃液酸度服药后 1 ~ 2 小时也明显增高,3 小时后恢复正常。游离酸最高值比正常对照组值增加 32% ~ 113%。总酸度最高值比正常对照组值增加 25% ~ 75%。消化力亦增强,但出现较迟,维持也较久。胃运动机能明显增强,胃排空速率大大加快。

本类药物大多数含有各种维生素。如鸡内金含维生素 B_1、B_2、烟酸、维生素 C 等;麦芽、谷芽含维生素 B;神曲中含有丰富的维生素 B。维生素 B 亦是促进消化、代谢,增加食欲的药物。消食药增强消化作用已被现代实验研究所肯定。

2. 降血脂作用:南山楂粉剂给兔口服,有降低实验性高脂血症的血清胆固醇与 β 脂蛋白的作用。山楂流浸膏对家兔实验性动脉粥样硬化,有轻度的治疗作用,表现为血脂水平下降的速度较对照组迅速,主动脉特别是冠状动脉的病变较轻。北山楂的作用优于南山楂。山楂醇提取物连续服用三周后兔血清总胆固醇含量低于对照组。用 30 只实验性动脉粥样硬化家兔,每天口服山楂粉 10g,三月后,血清胆固醇上升比对照组少;家兔眼球上脂质斑块沉着仅为云雾状,明显比对照组轻,主动脉斑块面积也比对照组为轻。山楂浸膏对乳幼大鼠的胆固醇也有降低作用。用山楂提取物制成片剂,治疗高甘油三酯血症有效。

3. 其他作用:

① 强心。山楂提取物对蟾蜍在体、离体、正常及疲劳的心脏均有一定程度的强心作用,持续时间较长。山楂总提取物对小鼠、兔及猫有直接的强心作用。

② 增加冠脉流量及抗心肌缺血。山楂提取物给未麻醉狗口服可明显增加心肌血流量。

山楂浸膏及水解物、黄酮均能增强小鼠心肌对^{86}Rb 的摄取能力,增加心肌营养性血流量,其中山楂水解物作用较强。山楂浸膏、水解物对家兔离体血管条均有明显解痉作用。

　　山楂黄酮 10 和 20mg/kg 使家兔每分钟冠脉流量分别增加 45% 和 64%。山楂浸膏对脑垂体后叶素所致家兔急性心肌缺血有明显保护作用;对家兔因脑垂体后叶素引起的心律失常有抑制作用。山楂黄酮对家兔因乌头碱所致心律失常也有保护作用。北山楂提取物在大鼠、豚鼠和家兔中均有预防和减轻实验性心肌缺血缺氧和心肌坏死作用。结扎家兔冠状动脉前降支后形成的急性心肌梗塞模型,给予山楂黄酮三天,能使结扎前降支引起的 ST 段抬高减轻,病理性 Q 波减少,ST 段恢复至等电位线的时间提前;在犬结扎前降支的急性心肌梗塞模型一次给药后有类似作用,表明山楂黄酮能缩小心肌梗塞范围,在所用剂量条件下,效果稍逊于心得安。

　　③ 降压。山楂黄酮、水解物、三萜醇三种提取物分别以静脉、腹腔及十二指肠给药,对麻醉猫有一定的降压作用。山楂总提取物或山楂总皂甙对小鼠、兔及猫均可引起血压下降。

　　④ 抗菌。莱菔子含抗菌物质莱菔素,对葡萄球菌和大肠杆菌有显著抑制作用。莱菔子水浸剂对皮肤真菌有抑制作用。山楂对志贺氏、福氏、宋内氏痢疾杆菌均有较强的抗菌作用,对绿脓杆菌、金葡菌、大肠杆菌、变形杆菌、炭疽杆菌、乙链球菌、白喉杆菌、伤寒杆菌等均有抗菌作用。生山楂和焦山楂对福氏、宋内氏痢疾杆菌、变形杆菌、大肠杆菌的抗菌作用无明显差别。

表 12　消食药主要药理作用总括表

作用　　药物	促进消化	其 他 作 用
山　　楂	+	强心,扩张冠状血管及外周血管,降压,降血脂,抗菌及收缩子宫
神　　曲	+	
麦　　芽	+	
谷　　芽	+	
鸡 内 金	+	
莱 菔 子		抗菌,抗真菌

13 止血药

凡能促进血液凝固而使出血停止的药物,称为止血药。它主要通过增强体内凝血因素或抑制抗凝血因素,促使凝血,以达到止血目的。中药止血药具有收敛、凝固、清营、凉血等作用,用以治疗咯血、衄血、咳血、便血、尿血及崩漏等出血症,并用于创伤性出血。

血液在功能上存在凝血和抗凝血两个对立而统一的矛盾过程,二者相辅相成以保持动态平衡,使血液在生理情况下既能在血管内不断流通,也能在损伤的局部发生凝固止血。当病理情况下,上述平衡被破坏,或发生血流不止,或形成血栓、栓塞(体内凝血)。

止血过程是重要的生理功能,包括血管收缩,血小板聚集和血液凝固三个重要因素。如外伤出血,则见局部血管收缩,血小板在血管破裂处凝集,破裂并释放出血管收缩物质及"凝血因子",而组织液及血浆中的一些凝血因子(因子 V、VII、VIII、IX、X、XI、XII 等)也受到激活而参与血凝过程,于是血块形成,出血停止。另外,当纤维蛋白形成后,血浆中的纤维蛋白溶酶原经激活因子(组织激酶、尿激酶)作用而变为纤维蛋白溶酶(蛋白分解酶),可使纤维蛋白分解,将血管内的血块溶解,以恢复局部血流畅通。

止血是个复杂问题,可受许多因素的影响,如血管的粗细、血压的高低、血液粘稠度及血液凝固的各种因素等,但最重要的是血液凝固过程的各种因素,现将血凝过程及血块溶解过程与药物作用的关系以图概括。

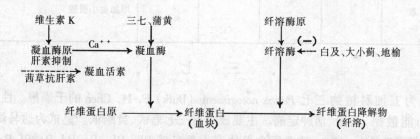

图 13 血凝及血块溶解过程与中药作用的关系

引起出血的原因很多,出血也是某些疾病的一个症状,故在应用止血药时应根据各种出血症的原因,辨证用药,适当配伍。如血热妄行,应与清热凉血药同用;阳虚不能温经,应与温阳益气药合用;阴虚阳亢,宜与养阴潜阳药合用;气虚不能摄血,当与补气药合用;瘀滞出血,宜祛瘀止血,以祛瘀止血药配伍活血药与行气药。常用止血药有白及、血余、仙鹤草、三七、侧柏叶、艾叶、地榆、槐花、大、小蓟、白茅根、紫珠草、茜草等;复方有胶艾汤、十灰散、四生丸、止血生肌散、去南白药、三七伤药片等。上述止血方药,已有部分经过现代科学研究。其止血的药理作用如下:

1.使局部血管收缩而止血:如三七、紫珠草、小蓟。

2.作用于凝血过程,缩短凝血时间:有增加血小板数及促凝的,如仙鹤草、紫珠草;有增强血小板第Ⅲ因子活性,缩短凝血活酶生成时间的,如白及;有增加血液中凝血酶的,如三七、蒲黄;有纠正肝素引起的凝血障碍的,如茜草,据称有抗肝素的效能。

3. 改善血管壁功能,增强毛细血管对损伤的抵抗力,降低血管通透性:如槐花、白茅花。

4. 抑制纤维蛋白溶酶(纤溶酶)的活性:如白及、大蓟、小蓟、地榆、艾叶、仙鹤草。

止血药中的三七、茜草、蒲黄等既有促进血凝的一面,也有促使血块溶解作用,这说明其功能兼具止血与活血祛瘀功能,有利于止血而不留瘀。

表 13　止血药主要药理作用总括表

药　物 ＼ 作　用	收缩局部血管	缩短凝血时间	增加毛细血管抵抗力	抑制纤溶酶	其 他 作 用
三　七	+	+			增加凝血酶
小　蓟	+			+	
大　蓟				+	
白　及		+			增强血小板第Ⅲ因子活性,缩短凝血酶时间
蒲　黄		+			增加血小板数
茜　草		+			纠正肝素引起的凝血障碍
艾　叶				+	
地　榆				+	
槐　花			+		
白茅花			－		
仙鹤草		+		+	增加血小板数
紫珠草	+	+			增加血小板数

三　七

本品为五加科植物三七 *Panax notoginseng* (Burk) F. H. Chen 的干燥根。性温,味甘,微苦。功能散瘀、止血、消肿定痛。主要成分有三七皂甙、黄酮甙。皂甙为达马烷型皂甙,总皂甙含量可达 8% ~ 12%,其中所含单体有人参皂甙 Rb_1、Rb_2、Rc、Rd、Re、Rf、Rg_1、Rg_2、Rh 等九种,但以人参皂甙 Rb_1 和 Rg_1 为主。皂甙元为人参二醇和人参三醇,而以后者含量为高。与人参皂甙所不同的是缺少齐墩果酸。还有人分离出三七新皂甙 D_1、D_2 及 E_2。

药理

1. 对血凝过程的作用:

① 止血。三七"活营止血、通脉行瘀",有"止血之神药"之说。研究指出,三七浸剂能缩短家兔血凝时间,给麻醉犬口服三七粉后,自颈动脉放血,其凝血时间缩短,并有缩短凝血酶原时间的作用。实验也证明,三七水浸液及提取物具有很强的止血作用,止血效应与剂量有关。对出血时间的影响与肾上腺素大致相同,但较藻酸钠和凝血酶强。止血成分为一氨基酸类物质 Dencichine。

② 影响血小板的聚集。前人称三七"善化血瘀,又善止血妄行","凡产后、经期、跌打、痈肿,一切瘀血皆破"。均说明其活血化瘀之功。现代研究证明,三七提取液能促进家兔与人的眼前房、球结膜和玻璃体内瘀血的吸收。三七绒根的提取物体内、外给药,均能对抗

ADP 所致家兔血小板聚集,并使全血粘度下降,使冠心病人的血小板聚集及粘着力都比治疗前下降。

2. 对心血管系统的作用:

① 抗冠心病。三七能活血行瘀,尤长于止痛。研究证明,三七中提出的黄酮甙对动物有增加冠脉流量的作用,但所提得的生物碱却无效。在麻醉犬、猫整体实验,经各种途径给药,皆可见到冠脉流量增加,冠脉阻力下降。静注三七提取物后心肌氧耗量下降。离体兔心、豚鼠心用三七后,都可使正常心脏或用垂体后叶素后的心脏与纤颤心脏的冠脉流量显著增加。应用同位素^{86}Rb 测定小鼠冠脉微循环,能增加小鼠营养性心肌血流量。三七提取物及其总黄酮能对抗垂体后叶素引起的家兔急性心肌缺血心电图 T 波的升高,但三七皂甙元无明显作用。三七控制心绞痛的机理,可能与其直接扩张冠脉,降低冠脉阻力,增加冠脉流量,改善心肌缺血状态有关。而心率减慢、血压降低及心肌摄氧率降低,可间接地达到降低心肌代谢和心肌氧耗量。此外,三七注射液、皂甙及黄酮均有降压作用。三七提取物十二指给药也有效。降压作用可能与血管扩张有关。

② 抗心律失常。三七注射液、三七皂甙均能抑制小鼠吸入氯仿诱发的心室纤颤,而三七总黄酮无效。

3. 镇痛和抗炎作用:《本草纲目》谓三七"在南人军中用为金创要药,云有奇功"。小鼠醋酸扭体法观察到三七根水浸液皮下注射,有镇痛作用。三七总皂甙除有镇静作用外,以小鼠扭体法、热板法及大鼠光辐射甩尾法都证明有显著镇痛作用,且能明显抑制巴豆油所致小鼠耳部炎症。三七根水浸液能抑制实验性大鼠关节炎及由透明质酸酶、软骨素酶、胰蛋白酶与组胺引起的大鼠皮内色素溢出和松节油刺激皮肤所致小鼠局部色素溢出,从而说明其抗炎作用可能与抑制血管通透性有关。

4. 其他作用:

① 抗菌。三七总皂甙对某些真菌有较强抑制作用,对金葡菌、大肠杆菌,也有一定抑制作用。

② 保肝。三七注射液连续给药 6 天能显著降低四氯化碳肝损害和大鼠血清转氨酶,肝细胞浆空泡变性及坏死等也较轻,三七总皂甙对四氯化碳肝损害小鼠的血清 SGPT 有抑制作用,并对肝脏 DNA 和蛋白质显示促进作用。

③ 影响血糖代谢。三七总皂甙和三七皂甙 C 均能升高空腹血糖,并能使葡萄糖性高血糖降低。对机体糖代谢,似有双相调节作用。

5. 毒性作用:三七总皂甙小鼠皮下注射的 LD_{50} 为 1667mg/kg;从三七提取的三七冠心宁给小鼠静注的 LD_{50} 为 $831 \pm 17mg/kg$。可见三七毒性较低。动物中毒表现为活动减少,体温降低,呼吸先浅快后变慢,发绀。亚急性毒性试验结果,对兔心、肝、肾等机能、组织形态及血象,均未见影响。

应用

《本草纲目》记载三七能"止血,散血,定痛。金刃箭伤,跌扑杖疮,血出不止者,嚼烂涂,或为末掺之,其血即止。亦主吐血、衄血、下血、血痢、崩中、经水不止、产后恶血不下、血晕血痛、赤目、痈肿、虎咬蛇伤诸病"。

1. 治疗各种出血性疾病:单用或配伍其他止血药。如《濒湖集简方》的三七散、张锡纯的化血丹(三七、花蕊石、血余)。近年曾用于血吸虫病晚期呕血、泻血和肺结核咯血。对眼外伤或眼手术后前房出血,应用三七液点眼或结膜下注入有效。

2．用于瘀血阻滞及跌打损伤等：如三七伤药片或云南白药。

3．用于冠心病、心绞痛：单味三七粉或配伍黄精、山楂等成复方；或配以何首乌、丹参制成注射液治疗冠心病。三七冠心宁对冠心病合并高血压病时,可见血压平稳下降。

4．治疗慢性肝炎 SGPT 升高：可降低酶的活性,并增加血清蛋白含量。红参、三七与激素合并应用,据称可减少重症肝炎的死亡率。

14 活血化瘀药

活血化瘀药是指能疏通血脉，祛除血瘀的药物，临床用于治疗血瘀证。按药物作用特点不同，可分为养血活血药，如丹参、当归、赤芍等；活血祛瘀药，如川芎、红花、蒲黄等；祛瘀止痛药，如乳香、没药、延胡索等；破血散结药，如三棱、莪术、桃仁等。

近年来，对于血瘀的实质进行了多学科的综合研究，比较一致的认识是：血瘀证是一个与血液循环有关的病理过程，它与血液循环障碍有密切的关系，主要表现在以下几个方面：

血液流变学异常。血瘀证的临床表现各异，涉及病种很多，但一般均有血液"浓、粘、凝、聚"的倾向。浓，指血液的浓度增高，表现为血球压积增加，血浆蛋白、血脂等浓度增高等。粘，指血液粘稠，表现为全血和血浆比粘度增加。凝，指血液的凝固性增加，表现为血浆纤维蛋白原增加，凝血速度加快。聚，指血细胞聚集性增加，表现为红细胞和血小板在血浆中电泳缓慢，血小板对各种因素（如二磷酸腺苷等）诱导的凝集性增高，红细胞沉降率加快等。由于上述种种变化，故血瘀患者血液运行不畅，易致血栓形成、血管栓塞。

微循环障碍。微循环一般是指微动脉与微静脉间的微血管血液循环。祖国医学早有"久病入络为血瘀"的理论，现代研究表明，血瘀患者一般均有微循环障碍的表现，如微血流缓慢和瘀滞，甚至血管内凝血，微血管变形（管襻扭曲、畸形、顶端扩张等）；微血管周围渗血和出血；微血管缩窄或闭塞等。

血流动力学异常。血瘀患者大多出现血流动力学变化，表现为某个器官或部位的循环障碍，血管狭窄或闭塞，血流量降低，如冠心病患者冠脉循环障碍；血栓闭塞性脉管炎的血瘀患者肢体循环障碍；缺血性中风的血瘀患者脑循环障碍；慢性肝炎的血瘀患者肝循环障碍。有些血瘀患者还表现心功能异常，如冠心病、红斑狼疮、视网膜中央动静脉栓塞等的血瘀患者都有心脏功能下降，心搏出量减少等异常。

除上述三种基本的病理生理变化外，血瘀证同机体免疫功能异常，纤维组织代谢障碍等可能也有一定关系。

活血化瘀药的药理可归纳如下：

1. 改善血流动力学：活血化瘀药一般都有扩张外周血管，增加器官血流量的作用。图14-1示22种活血化瘀药对狗股动脉血流量和血管阻力的影响，可见它们均能不同程度地增加股动脉血流量和降低血管阻力，除苏木外，同生理盐水对照组比较均有显著差别。

各个活血化瘀药，扩血管作用的主要部位不同，如22种活血化瘀药对股动脉的扩张作用，以穿山甲、水蛭、益母草、莪术、桃仁的作用较突出，其中除益母草外，其他均属破血散结药，说明在活血化瘀药中，对于股动脉，以破血散结药的扩血管作用最强。但研究也说明，延胡索、丹参、川芎等则对冠状动脉的扩张作用更为突出。

冠心病心绞痛和急性心肌梗塞具有典型的血瘀症状，大致包含在"真心痛"、"胸痹"、"厥心痛"等范畴中。活血化瘀药治疗冠心病具有良好疗效。已证明许多活血化瘀药有增加冠脉血流量，改善心肌供血供氧的作用，如川芎、丹参、毛冬青、红花、益母草、当归、赤芍、延胡索等；由活血化瘀药为主组成的复方如赤芍、丹参、川芎、红花、降香组成的冠心Ⅱ号方，由鸡

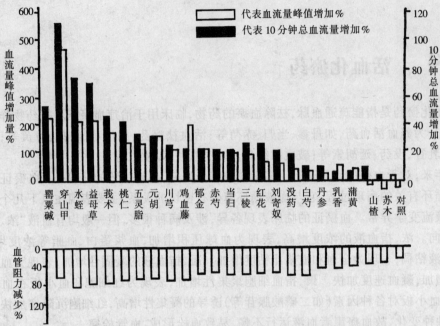

图 14-1　22种活血化瘀药对狗股动脉血流量和血管阻力的影响

血藤、丹参组成的鸡血藤丹参方,由丹参、郁金、鸡血藤、乳香、没药、血竭组成的通脉灵,由蒲黄配伍五灵脂组成的失笑散等,都具有类似或更强的作用。

慢性肝炎和肝硬化往往具有血瘀的见证,如肝区刺痛、痛处固定、皮肤黝黑、腹内痞块以

表 14-1　各类血瘀证患者经活血化瘀药物治疗后的血液流变学指标的变化

病种 \ 血液流变学指标	血液粘度		血细胞压积		血浆粘度		红细胞电泳时间		血沉		治疗药物
	治疗前	治疗后	治疗前	治疗后	治疗前	治疗后	治疗前	治疗后	治疗前	治疗后	
缺血性中风	↑	↓			↑	↓	↑	↓			丹　参
心肌梗塞	↑	↓	↑	↓	↑	↓	↑	↓			
冠心病	↑	↓	↑	↓							
血栓闭塞性脉管炎	↑	↓					↑	↓			
肺源性心脏病	↑	↓	↑	↓	↑	↓	↓	↑	↑	↓	丹参注射液和复方洋金花制剂
肺气肿	↑	↓					↑	↓		↓	
神经性皮炎	↑	↓					↑	↓			丹参、赤芍、大黄素注射液、活血丸,银屑丸、活血橡皮膏
荨麻疹	↑	↓					↑	↓			
系统性红斑狼疮	↑	↓			↑	↓	↑	↓			锦红方和大黄素注射液
紫舌	↑	↓	↑	↓	↑	↓	↑	↓			芎龙汤

[注] ↑表示增加,↓表示下降。

及蜘蛛痣、肝掌等。肝区高频阻抗图证明,这类血瘀患者肝区搏动性血流量常低于健康人,流出阻力则高于健康人。经活血化瘀治疗,随着肝功能的好转,肝区搏动性血流量增加,流出阻力减小。

脑血管疾病的血瘀患者,脑血流量降低,经活血化瘀治疗,常见脑循环改善。

此外,血栓闭塞性脉管炎和慢性阻塞性肺病的血瘀患者,经活血化瘀治疗后,也见病变器官血流量增加。

2. 改善血液流变学和抗血栓形成:

① 改善血液流变学。活血化瘀药及其复方一般均能改善血瘀患者血液的浓、粘、凝、聚状态。其中以养血活血和活血祛瘀类作用更为明显。表 14 - 1 示各种不同原因的血瘀证,经活血化瘀药物治疗后,血液流变学的各项指标好转。

② 抗血栓形成。血瘀证常表现为血栓闭塞性疾病,如心肌梗塞、脑血栓形成、血栓闭塞性脉管炎、视网膜血管阻塞等。实验证明,许多活血化瘀药都有抗血栓形成作用,因而对上述疾病有良好疗效。表 14 - 2 示 6 种活血化瘀药给实验动物煎服后,对其凝血功能的影响。可见益母草、赤芍、当归、三棱、莪术都有明显的抗血栓形成作用,泽兰也有一定作用。

表 14 - 2 药物对体外血栓形成试验的影响

组别	动物数	血栓形成时间 （sec）	血栓长度 （cm）	血栓湿重 （mg）	血栓干重 （mg）
对照组	18	179.2 ± 46.1	5.7 ± 0.6	152.6 ± 18.7	41.9 ± 5.6
益母草组	18	$432.4 \pm 58.4^{**}$	$3.9 \pm 0.7^{*}$	$79 \pm 18.1^{**}$	$22.9 \pm 4.4^{**}$
赤芍组	15	$398.3 \pm 66.3^{**}$	$3.8 \pm 0.7^{**}$	$80.4 \pm 20.9^{*}$	$20.3 \pm 5.4^{**}$
当归组	14	$350.4 \pm 63.7^{*}$	$4.3 \pm 1.3^{*}$	$91.4 \pm 17.5^{*}$	$25.1 \pm 4.7^{*}$
三棱组	12	$418.8 \pm 75.5^{**}$	$3.4 \pm 1.0^{*}$	$75.4 \pm 23.4^{*}$	$21.9 \pm 5.9^{*}$
莪术组	8	$455.6 \pm 135.4^{**}$	$2.5 \pm 0.9^{*}$	$51.6 \pm 17.4^{**}$	$15.4 \pm 4.4^{**}$
泽兰组	10	285.0 ± 95.0	5.1 ± 0.4	119.3 ± 25.2	$34.0 \pm 6.9^{*}$

与对照组比较 $**$ $P < 0.01$ $*$ $P < 0.05$

血栓形成过程,首先是血小板聚集形成血小板血栓,随后启动凝血机制,在各种凝血因子参与下,形成纤维蛋白,最终导致血栓形成,其主要步骤如图 14 - 2 所示。

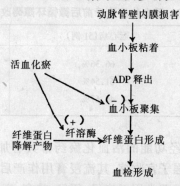

图 14 - 2 血栓形成过程和活血化瘀方药作用主要环节示意图
注:(+)促进,(-)抑制

根据现有资料,活血化瘀药抗血栓形成主要作用于以下几个环节:

抑制血小板聚集。血瘀患者血液的浓、粘状态,引起血流缓慢,血小板易于在血管内膜损伤处粘着,活血化瘀药改善血液流变学特性,减少了血小板的粘着和聚集。此外,活血化瘀药可降低血小板的表面活性,从另一方面抑制血小板聚集,如赤芍、鸡血藤、当归(体外试验)都能非常显著地抑制由 ADP 诱导的血小板聚集,且与浓度呈正相关。其他如川芎、红花、益母草、水蛭、三棱、莪术、虻虫、土鳖虫、延胡索、五灵脂等都有这种作用。以活血化瘀药为主组成的复方也有类似作用,如冠心病人服用冠心Ⅱ号方后,血小板聚集性明显下降。有的药物且能使已聚集的血小板发生解聚,如川芎的有效成分川芎嗪。活血化瘀药抑制血小板聚集的机制,目前尚不完全清楚。但近年来的研究证明,血小板内的 cAMP 是调节血小板聚集功能的一个重要物质,血小板内 cAMP 含量增高能抑制花生四烯酸合成血栓烷 A_2(TXA$_2$),后者是个强烈的血小板聚集促进物。已发现冠心Ⅱ号方、川芎嗪等都能提高血小板内 cAMP 的含量。赤芍则可能通过抑制花生四烯酸转化为 TXA$_2$ 所必需的环加氧酶而使 TXA$_2$ 的含成减少。

增加纤溶酶活性。某些活血化瘀药还可通过增加纤溶酶活性,促进已形成的纤维蛋白溶解而发挥其抗血栓形成作用。如益母草、红花有效成分红花黄素和活血化瘀宫外孕方(Ⅰ号方由赤芍、丹参、桃仁组成,Ⅱ号方再加三棱、莪术)等都有这种作用。

3．改善微循环:血瘀患者常表现有微循环障碍,如冠心病、脉管炎、子宫内膜异位症、慢性肝炎、肝硬化、硬皮病等,都普遍存在微循环障碍,临床表现瘀证明显的微循环障碍的程度也较严重。实验证明,许多活血化瘀的方、药都具有改善微循环的作用,如川芎、丹参、蒲黄、姜黄、红花、当归、益母草以及以活血化瘀药为主组成的复方如冠心Ⅱ号方、川红(川芎红花)注射液、通脉灵等都有类似作用。表 14－3 示活血化瘀治疗前后冠心病患者和系统性红斑狼疮患者微循环障碍改善的情况。冠心病人经活血化瘀治疗(如当归、红花、姜黄、冠心Ⅱ号等)后,不仅冠脉流量增加,而且心肌营养性血流量也增加,这是从另一角度反映心脏微循环改善。

活血化瘀药改善微循环表现在以下几个方面:①改善微血流。治疗后微循环改善常首先表现为微血流改善,使流动缓慢的血流加速,这可能主要是血液流变学特性—血液的浓、粘、凝、聚倾向改善而产生的间接影响。②微血管形态改善。表现为微血管痉挛解除,微循环内红细胞的瘀滞和汇集减轻,微血管襻顶瘀血减少或消失,微血管轮廓清晰,形态趋向正常。③毛细血管通透性降低,微血管周围渗血减少或消失(见表 14－3)。

表 14－3　活血化瘀治疗前后微循环障碍改善率

观察项目	冠心病(51 例)	系统性红斑狼疮(30 例)
微血流改善*	66.36%	47.37%
襻顶瘀血减少或消失	61.54%	57.14%
微血管周围渗出减少或消失	46.67%	33.33%

＊指流速加快,血细胞聚集减轻。

4．其他作用。具有活血调经功能的活血化瘀药常具有加强子宫收缩的作用,如益母草、红花、蒲黄等。益母草能加强子宫收缩,其流浸膏用作产后调理药,可加速子宫复归,治疗产后子宫出血和复旧不全。红花常用于痛经、闭经、难产、产后恶露不净等妇产科疾患,故有红花"主治胎产百病"之说。研究证明,红花对各种实验动物如小鼠、豚鼠、兔、猫、狗等的子宫均呈明显收缩作用,对妊娠子宫尤为明显。蒲黄也是重要的调经药,配伍五灵脂即失笑散,历来用于治疗产后血瘀,止胀痛,清除恶露。近代证明其煎剂、酊剂或醇提取物均有加强子宫收缩的作用。

　　疼痛是血瘀的重要症状。《医林改错》说:"凡肚腹疼痛总不移动是血瘀"。《血证论》说:"瘀血在经络脏腑之间,则周身作痛……瘀血在上焦……或骨膊胸膈顽硬刺痛……瘀血在中焦则腹痛胁痛,腰脐间刺痛……瘀血在下焦则季胁少腹胀满刺痛"。现代研究表明,具有活血定痛功效的中药,如乳香、没药、延胡索等确具有较强的镇痛作用。图 14-3 示四种不同类型的活血化瘀药镇痛作用的比较,其中以祛瘀止痛类较为突出。应该指出,活血化瘀缓解疼痛不一定都通过镇痛作用,例如改善器官供血也可消除缺血器官的疼痛。

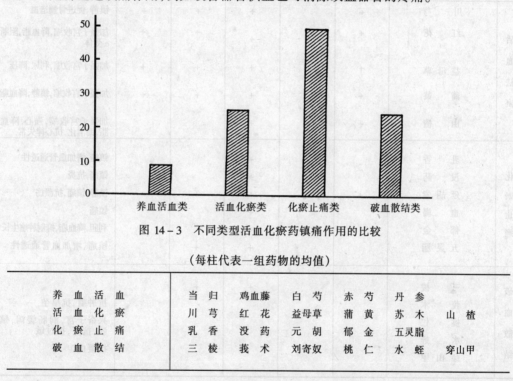

图 14-3 不同类型活血化瘀药镇痛作用的比较

(每柱代表一组药物的均值)

养 血 活 血	当 归	鸡血藤	白 芍	赤 芍	丹 参	
活 血 化 瘀	川 芎	红 花	益母草	蒲 黄	苏 木	山 楂
化 瘀 止 痛	乳 香	没 药	元 胡	郁 金	五灵脂	
破 血 散 结	三 棱	莪 术	刘寄奴	桃 仁	水 蛭	穿山甲

　　活血化瘀是中西医结合治疗急腹症的常用治法之一,对各种炎症的早期及不同类型的炎症浸润均有明显疗效。根据活血化瘀药治疗实验性炎症的结果推测,其抗炎作用的原理可能是由于它降低炎症区毛细血管的通透性,减少了炎性渗出;同时由于局部组织的血液循环改善,促进了炎性渗出物的吸收所致。此外,有些活血化瘀药本身也具有一定的抗菌抗感染作用,如丹参、赤芍能抑制金黄色葡萄球菌的生长,赤芍、川芎能抑制肠道致病菌的生长等。

　　此外,在活血化瘀治疗某些自身免疫性疾病如硬皮病、红斑狼疮等研究中,发现治疗这类疾病的方药对体液免疫和细胞免疫有一定的调节作用。在活血化瘀治疗皮肤赘疣、烧伤疤痕、组织粘连等良性组织增生的疗效研究中,发现有关方药(如通脉灵)具有抑制纤维细胞产生胶原的作用。

表 14－4　活血化瘀药主要药理作用总括表

分类	药物	血流动力学			抑制血小板聚集和抗血栓形成	改善微循环	其 他 作 用
		冠脉流量	心肌耗氧量	扩血管			
养血活血	丹 参	+		+	+	+	镇静,抗菌
	赤 芍	+		+	+	+	镇静,镇痛,松弛胃肠和子宫平滑肌,抗炎,抗溃疡
	当 归	+	-	+	+	+	镇静,止痛,降血脂,抗贫血,抗炎,增强巨噬细胞吞噬功能,抑制抗体产生,挥发油抑制子宫,非挥发油成分兴奋子宫
	鸡血藤	+		+	+		
活血祛瘀	川 芎	+		+	+	+	镇静,促进骨髓造血
	红 花	+		+			加强子宫收缩,降血脂,阻断α受体
	益母草	+		+	+	+	加强子宫收缩,利尿,降压
	蒲 黄	+		+	+	+	加强子宫收缩,镇静,降血脂
	山 楂	+		+			加强子宫收缩,强心,降血脂,助消化,抗心律失常
化瘀止痛	乳 香				+		镇痛,增加血管通透性
	没 药				+		镇痛,抗炎
	延胡索	+		+	+		镇静,镇痛,抗溃疡
	血 竭				+		镇痛
	郁 金				+		利胆,降血脂,抑制肿瘤生长
	五灵脂			+	+		镇痛,增加血管通透性
破血散结	三 棱			+	+		抗肿瘤,抗早孕
	莪 术						抗肿瘤,抗早孕
	桃 仁						兴奋子宫,润肠缓泻,镇咳,抗炎,抗过敏
	水 蛭						抗凝血
	穿山甲						

丹　参

　　本品为唇形科植物丹参 *Salvia miltiorrhiza* Bge. 的干燥根。性微寒,味苦。功能活血祛瘀,养血安神,调经止痛,凉血消痈。《别录》载:本品能"养血,去心腹痼疾、结气、腰背强、脚痹,除风邪留热"。近代从中分离得多种脂溶性菲醌类成分,如丹参酮Ⅰ、丹参酮ⅡA、丹参酮ⅡB、隐丹参酮、二氢丹参酮等。此外,从丹参的水溶性部位还分得原儿茶醛及另一种具有生理活性的成分丹参素[β(3,4－二羟基苯基)乳酸]。

药理

1. 对心血管系统的作用:

①影响血流动力学。丹参能使心功能不良的心脏功能改善。加强心肌收缩力而不增加

心肌耗氧量,故适用于心肌梗塞的抢救。丹参能扩张冠脉。无论对开胸狗测定冠脉流量或是在冠心病人测定冠脉血流指数,都证明注射丹参后冠脉血流量增加。丹参的这种作用,随用药时间而俱增。一次静注丹参制剂仅可使冠脉流量短暂增加,对垂体后叶素引起的心肌缺血并无保护作用,需连续使用 1~2 周后,这种作用才能出现。冠心病人口服丹参制剂后,也是随着用药时间延长而冠脉血流指数逐渐增加,半年以后,作用才显著。丹参能扩张肢体血管。丹参制剂静滴后,人体手指血流图和动物股动脉血流量测定都证明血流量增加。血栓闭塞性脉管炎患者用丹参制剂治疗后,多数患者患病肢体动脉搏动增强。

在增加肢体和冠脉血流量的同时,脑血流量并不增加而反有下降,说明人体各部位的血管对丹参的反应各异。

② 抗血栓形成和改善血液流变学。丹参能提高纤溶酶活性,促进纤维蛋白溶解。故静脉推注大剂量丹参后,可引起出血、凝血时间延长。体外实验也表明,如在血浆中加入不同容量的 20% 丹参煎剂,可使血浆凝固时间延长,且与剂量呈平行关系。

丹参能改善血瘀患者血液流变学特性。以丹参治疗缺血性中风的血瘀患者,随着疗效的出现,患者的各项血液流变学指标均见改善,如全血粘度和血浆粘度降低,红细胞电泳时间缩短,接近正常水平。在其他血瘀患者,如冠心病、心肌梗塞、血栓闭塞性脉管炎等,经丹参治疗后,也有类似变化(见表 14-1)。

③ 改善微循环。动物实验用高分子右旋糖酐造成家兔外周微循环障碍,用丹参治疗后,可见到微循环血液流速加快,流态趋向正常,毛细血管网开放增加(表 14-5)。冠心病人静脉滴注丹参制剂后,其外周微循环障碍的现象明显改善,治疗前流动缓慢或瘀滞的血细胞流速加快,聚集的血细胞解聚,这种改善与临床疗效基本平行。丹参虽然使脑血流量减少,但能使脑组织微循环改善,因此对缺血性脑病有治疗作用。

表 14-5 丹参注射液给药前后微循环平均流速

组 别	兔数(只)	给药前(s/mm)	给药后(s/mm)	P 值
对照组	10	17.40 ± 7.21	15.59 ± 5.70	> 0.05
实验组	20	13.32 ± 1.14	6.49 ± 1.19	< 0.01

2. 调节组织的修复与再生的作用:丹参能促进组织的修复与再生。实验性心肌梗塞的狗,在经丹参制剂治疗后,梗塞区坏死心肌的清除较快,巨噬细胞活跃,纤维母细胞分化和胶原纤维形成较明显,肉芽形成比较成熟。丹参可使骨折局部瘀血减轻,局部血循环改善,骨折愈合时间缩短。

丹参制剂对于过度增生的纤维母细胞有抑制作用,这是它治疗硬皮病、疤痕疙瘩等疾患的药理基础。

丹参对组织的修复和再生的作用与改善微循环、改善血液流变学特性和局部血流动力学变化等的作用是密切有关的。

3. 其他作用:丹参有"补心定志,安神宁心"(《滇南本草》)的功效。近研究证明,本品有明显的镇静作用,可使动物自发活动减少,大脑皮层自发电活动减少。

丹参制剂(如酒浸剂)及其所含某些成分如隐丹参酮、二氢丹参酮等,体外对葡萄球菌、大肠杆菌、变形杆菌等致病菌有抑菌作用,对耐药金葡菌也有显著作用。

应用

丹参活血化瘀功效甚佳,且兼能养血,有"丹参一味,功同四物"(四物汤)之说。

1.用于妇科疾患:丹参历来用于各种气滞血瘀所致之月经失调、痛经、产后恶露不下,瘀滞作痛。

2.用于冠心病:《医宗金鉴》丹参饮,即以丹参为主药,配伍檀香、砂仁,治心腹诸痛。近代临床用丹参治冠心病心绞痛、心肌梗塞等,获良好疗效。口服丹参制剂,对缓解胸闷、心绞痛等症状,作用较明显,用药一月左右即可出现,但心电图改善率不高(约 30～50%),坚持用药一年以上者,心电图有效率可显著提高。以丹参制剂,如丹参注射液、复方丹参注射液(丹参和降香)、丹参酮ⅡA磺酸钠注射液等静脉注射或滴注,疗效较口服更显著,静注对改善心绞痛作用出现快,但维持时间较短,静滴可维持疗效。静脉给药对频繁发作的心绞痛和陈旧性心肌梗塞患者较好,也用于急性心肌梗塞病人的抢救,能减轻症状,降低死亡率。

3.用于肝郁胁痛:适用于慢性肝炎和早期肝硬化,可减轻症状,促进肝功能和肝脾肿大的恢复。

4.用于心血不足所致的心悸、失眠:常与酸枣仁、柏子仁等药配合。

5.用于恶疮肿毒:常配合银花、连翘等药同用。近代以丹参酮制剂(片剂和油膏)治疗扁桃腺炎、咽炎、外耳道炎及疖肿、乳腺炎、蜂窝组织炎、骨髓炎、外伤及烧伤感染等疾患,获良好疗效。这同本草记载本品治"恶疮疥癣、瘿赘肿毒,丹毒,头痛,赤眼……"等相一致。

此外,丹参制剂还用于缺血性中风、血栓闭塞性脉管炎、视网膜中央动(静)脉栓塞、新生儿硬肿症、硬皮病、牛皮癣、神经性耳聋、妊娠毒血症等多种疾患,都取得一定疗效。

川　芎

本品为伞形科植物川芎 *Ligusticum wallichi* Franch. 的干燥根茎。性温,味辛。功能活血化瘀,行气止痛,祛风燥湿。如《本经》载:"主中风入脑头痛,寒痹,筋挛缓急,金创,妇人血闭无子"。近年来,已知所含有效成分为四甲吡嗪(川芎嗪)和阿魏酸等。此外尚含有挥发油和丁烯苯肽、丁基苯肽等烷基苯肽类化合物。

药理

川芎能活血祛瘀,兼有行气作用,为"血中之气药",性善走散。在活血方中配用,可增强行血散瘀的作用;在补血方中配用,能通达气血,可使补而不滞。是用以搜风定痛、调经活血的常用药物。近研究川芎对于血液循环系统有明显作用,治疗冠心病的复方冠心Ⅱ号方中川芎起着重要的作用。

1.对心脏和冠脉循环的作用:川芎及其复方冠心Ⅱ号对于缓解冠心病心绞痛有较好疗效。从川芎中提取的川芎生物碱及酚性部分可以较明显地扩张冠脉,增加冠脉流量及心肌营养血流量,使心肌供氧量增加,另一方面,川芎生物碱能提高实验动物的耐缺氧能力,降低其心肌耗氧量。

川芎嗪对心血管系统有强大活性,对血管平滑肌有解痉作用,对由肾上腺素或氯化钾引起的主动脉条收缩有明显拮抗作用。能明显增加麻醉狗冠脉血流量,且与剂量相关;明显降低动脉阻力和冠脉阻力,作用维持 1 小时以上。给家兔注射垂体后叶素引起心肌缺血缺氧,川芎嗪有明显拮抗作用,对结扎兔冠脉前降支所形成的实验性急性心肌梗塞具有减轻病变程度、缩小梗塞范围的作用。

阿魏酸也能增加冠脉血流量,保护缺血心肌;由于对 α 受体有阻断作用,因而能抑制主动脉平滑肌收缩,对抗甲氧胺、苯肾上腺素及肾上腺素等的升压作用。早年曾发现川芎有降压作用,可能与此有关。

2. 抗血栓形成作用:川芎及其复方冠心Ⅱ号体外实验均表现抗血栓形成作用。川芎能缩短血栓长度,减轻血栓的干重和湿重。川芎的这一作用同其他具有抗血栓形成作用的中药配伍时更为明显,如川芎、红花、丹参、赤芍和降香均有抑制血栓形成的作用,体外实验证明,其抗血栓形成作用各有特点,降香在实验中主要表现为血栓重量减轻,红花和川芎一样,既缩短血栓长度,又减轻血栓重量,丹参和赤芍则还能延长血栓形成时间,由上述五味中药组成的冠心Ⅱ号方,兼有上述各种作用,且均较各单味药为强。阿魏酸静脉注射,可使人工连接的大鼠体外颈总动脉—颈外静脉血流旁路中血栓形成明显抑制,在 0.3g/kg 时,抑制率达 50%,抑制作用持续 1 小时以上。

川芎嗪能提高血小板中 cAMP 含量,对血栓烷 A_2(TXA_2)的活性和生物合成有抑制作用,可降低血小板表面活性,抑制血小板聚集,且能使已聚集的血小板解聚。电镜观察表明,冠心病人表面活性高的血小板——扩大型血小板含量显著超过正常人,因而易于聚集,经川芎嗪治疗后,扩大型血小板减少,接近正常值,其血小板聚集数也见明显减少。并可见到,川芎嗪不仅抑制血小板聚集,且可使已聚集的血小板解聚。体外实验以 ADP 诱导血小板聚集,在加入川芎嗪后,血小板聚集即受到明显抑制(表 14-6)。

表 14-6 不同剂量的川芎嗪对 ADP 诱导的血小板聚集的影响

川芎嗪(mg/ml 血浆)	实验次数	抑制率(% ± SE)
2	9	91.9±2.6
1	5	94.3±1.3
0.5	4	53.7±7.4
0.1	4	13.1±3.8

阿魏酸钠也有类似作用,对大鼠实验性血栓形成有明显抑制作用,按 0.3g/kg 体重静注时,其抑制率为 50%。

川芎及其复方冠心Ⅱ号对血液凝固也有抑制作用。如表 14-7 所示,川芎总碱和冠心Ⅱ号均能明显延长特异性血栓形成时间(CTFT)*。

表 14-7 川芎嗪、川芎总碱对特异性血栓形成时间的影响

组 别	动物数	CTFT*(S)	t 值	P 值
对 照 组	8	108.9±24.4		
川 芎 嗪 组	10	124.8±32.1	1.194	>0.05
川芎总碱组	10	139.9±20.0	2.898	<0.05
冠心Ⅱ号组	10	143.0±35.0	2.430	<0.05

* CTFT:表示血小板血栓形成之后,纤维蛋白血栓形成开始所需时间。

3．其他作用：以其水煎剂给大鼠或小鼠灌胃，可见自发运动抑制，并能延长戊巴妥睡眠时间，表明有镇静作用。

对妊娠子宫平滑肌有兴奋作用。早年研究，连续给妊娠兔或大鼠注射川芎浸膏，可使胎仔坏死于子宫中，推论可能由于动物子宫痉挛所致。

阿魏酸钠可刺激小鼠造血功能。对于再生障碍性贫血、白细胞或血小板减少有治疗作用。

应用

1．活血行气：川芎活血行气的功效甚著，常配合养血药当归、赤芍等用于气滞血瘀的月经不调、经痛、经闭、经少而表现有唇淡、面白、小腹痛者；配合乳香、没药治跌打损伤；配合白芷、赤芍治疮疡肿痛；配合独活、当归治风湿痹痛。

2．祛风止痛：常与荆芥、防风、羌活等配伍，治感冒头痛。

3．疏通血脉：近年来以川芎生物碱静脉滴注治疗冠心病，近半数患者心绞痛症状于24小时内减轻或消失，部分患者心电图也有好转。川芎和川芎嗪用于血栓栓塞性疾病也有效，用于治疗闭塞性脉管炎，疗效优于罂粟碱。川芎嗪治疗缺血性脑血管病急性期和恢复期或后遗症期均有疗效，急性期一般在给药后2～5天在偏瘫肢体的运动功能方面可表现好转，早期接受治疗者(如发病4天内)疗效较好。对弥漫性血管内凝血(DIC)，也有一定疗效。

益 母 草

本品为唇形科植物益母草 *Leonurus heterophyllus* Sweet 的全草。性凉，味辛苦。功能活血化瘀，调经利水。成分有益母草碱(leonurine，含量约 0.05%)、益母草定(leonuridine)、水苏碱(stachydrine)等多种生物碱，并含苯甲酸、多量氯化钾、月桂酸、亚麻酸、油酸、维生素 A 以及兰香甙等黄酮类物质等。

药理

1．对子宫的作用：益母草为一行血祛瘀药，产后子宫内有胎盘或胎膜组织残留，子宫复归不全，恶露不尽者，辨证常属血瘀，可用益母草行血祛瘀。《本草纲目》称益母草"活血破血，调经解毒，治胎漏产难，胎衣不下……"，妇女产后常以本品煎汤服用。实验研究发现，益母草对于子宫有明显的兴奋作用。如以益母草煎剂作用于家兔离体子宫，无论有孕、无孕、早期、晚期妊娠子宫或产后子宫，在 1:500～1:1000 浓度时，皆呈兴奋作用，表现为子宫张力增强，收缩幅度增大，节律加快。用益母草煎剂经口给药对清醒家兔子宫瘘管实验，也见到明显的兴奋作用，这种作用在灌胃后 15～20 分钟出现明显效应，并逐渐增强，作用甚为持久。益母草兴奋子宫的有效成分，已证明为益母草碱。观察益母草碱对大鼠子宫的作用，发现有明显的兴奋作用，且效应与剂量相关，在 0.2～1.0μg/ml 浓度时，剂量－张力之间呈线性关系，浓度在 2μg/ml 时达最大效应(图 11－4)。

2．对心血管系统的作用：

① 抗心肌缺血和抗心绞痛。益母草对异丙肾上腺素和垂体后叶素引起的动物实验性心肌缺血都有保护作用，并证明这种保护作用同冠脉流量增加，微循环改善，心肌营养性血流量增加有关。

② 抗实验性心肌梗塞。对结扎狗冠状动脉前降支所形成的实验性心肌梗塞有保护作用，能使梗塞范围缩小，病变程度减轻，心肌细胞坏死量减少，对心肌细胞的超微结构，特别

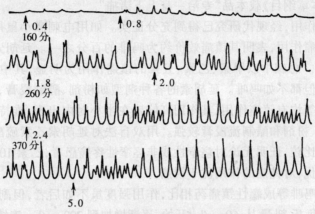

图 14－4　益母草碱制剂对离体大鼠子宫的作用

箭头所指数字指溶液中益母草碱的累加浓度 μg/ml

是对线粒体有保护作用。

③ 抗血栓形成。服用益母草煎剂的大白鼠,其体外血栓形成时间较长,血栓长度较短,血栓的湿重和干重都较轻(表 14－2),这种作用同益母草减少血小板数,抑制血小板功能,抑制血小板聚集有关。

3. 毒性作用:益母草毒性很低。以其浸膏喂饲家兔,或以益母草总碱按 30mg/kg 体重连续皮下注射二周,动物未表现任何异常。孕妇忌用。

应用

1. 活血调经:常用于月经不调、产后胞衣不下、产后血晕、瘀血腹痛、崩中漏下等。近代以益母草流浸膏用于子宫收缩无力引起的产后流血过多或恶露不尽者,有较肯定的疗效。以益母草煎剂或益母草膏的子宫收缩作用与麦角流浸膏相比,其作用基本相似,而副作用少见。为一安全、有效的产后调理药。

2. 行血消痈:用于疮疡痈肿。如《圣惠方》以益母草茎叶,捣烂敷疮上,并绞汁内服,治疗肿;外敷治乳结成痈。

3. 利水消肿:用于湿热壅盛的小便不利。临床治疗急性肾小球肾炎有效。

4. 解除冠心病心绞痛:近年来试用于冠心病心绞痛、心肌梗塞。多数病人的症状和心电图检查均见好转。

延 胡 索

本品为罂粟科植物延胡索 *Corydalis yanhusuo* W. T. Wang 的干燥块茎。东北延胡索 *C. ambigua* Cham. et Schlecht. var. *amurensis* Maxim.、齿瓣延胡索 *C. remota* Fisch. ex Maxim. 及迷延胡索 *C. ambigua* Cham. et Sehlecht. 等不同品种也均供药用。性温,味辛苦。功能活血、散瘀、理气、止痛。含有生物碱近二十种,其中以延胡索乙素(四氢掌叶防己碱,dl - tetrahydropalmatine)、甲素(紫堇碱 d - corydaline)、丑素和去氢延胡索甲素的生物活性较强。乙素为光学混旋体,仅左旋体有效,右旋体无效。

药理

1. 镇痛作用:延胡索辛散温通,有活血理气功效,气行血活,通则不痛,故历来作为止痛要药。李时珍《本草纲目》载本品"专治一身上下诸痛"。

延胡索的镇痛作用,经现代研究已得到充分证实。如用电刺激小鼠尾巴法测定延胡索粉剂经口给药的镇痛作用,表明其镇痛效价约为吗啡的百分之一。延胡索总碱的镇痛效价则约为吗啡的40%。总碱中以甲素、乙素、丑素的镇痛作用为明显,其中尤以乙素最强,丑素其次,甲素较弱,但都不如吗啡。延胡索的各种剂型如粉剂、醇制浸膏、醋制浸膏、醇制流浸膏和水制流浸膏等均有镇痛作用,其作用高峰皆在半小时内出现,维持时间约2小时,作用强度以醇制浸膏、粉剂和醋制流浸膏较强。用双盲法对延胡索乙素硫酸盐和复方阿斯匹林的镇痛作用进行比较,证明无论对痉挛性或非痉挛性疼痛患者,乙素100mg的镇痛疗效均较复方阿斯匹林为优,对钝痛的作用优于锐痛。

延胡索乙素同吗啡等成瘾性镇痛药相比,作用强度虽不如后者,但副作用少而安全,没有成瘾性,如给猴每天剂量从60mg/kg开始,逐渐增加到200mg/kg,连续给药3个多月,停药后并无戒断症状出现。动物实验曾发现对延胡索可产生耐受性,形成速度较吗啡为慢,但临床报告无明显耐受性。镇痛有效剂量对呼吸无明显抑制作用,也无便秘等不良反应(见表14-8)。

表 14-8　延胡索乙素与吗啡镇痛作用的比较

	吗　啡	延胡索乙素硫酸盐
耐 药 性	2～3周	不明显(临床上)
镇痛性质	对持续性慢性钝痛为佳	对持续性慢性钝痛为佳
镇痛开始时间	平均30分钟	平均15～30分钟
镇痛持续时间	平均2小时	平均2～5小时
镇痛指数	10～33	7.5～10
催眠作用	浅而易醒多梦	浅而早醒,无多梦现象
呕吐作用	有	无
便秘作用	有	无
呼吸抑制	有	无
欣 快 感	有	无
停药后成瘾性	有	无
缩瞳作用	有	无(动物实验有)

2. 镇静催眠作用:延胡索及其有效成分乙素有中枢安定作用,可用于镇静、催眠、丑素也有此作用,但较弱。临床在用延胡索乙素镇痛的同时,常可见病人有嗜睡现象。对兔、猫、狗、猴等各种实验动物,灌胃或注射给药,皆可见到有镇静和催眠作用。出现催眠作用的同时,伴有脑电变化。正常家兔的皮层脑电以低幅快波为主,静注乙素15～20mg/kg后,脑电即转为高幅慢波,此时对电刺激皮肤的惊醒反应明显消失,历时约40分钟。

从延胡索乙素所得的实验资料分析,其作用同吩噻嗪类安定药有许多共同之处。如延胡索乙素引起的催眠状态,即使在大剂量时也易惊醒;可使猴驯化;具有一定的镇吐和降低体温作用;能对抗苯丙胺的中枢兴奋作用和毒性作用;大剂量时出现巴金森征样反应。

3. 抗冠心病作用:《雷公炮炙论》记载"心痛欲死,速觅延胡"。近代报告延胡索制剂治冠心病有良好疗效。延胡索能增加冠脉血流量,能提高小鼠耐缺氧和减轻异丙肾上腺素引起的心肌坏死。延胡索并能扩张外周血管,比较冠状动脉、颈内动脉和股动脉血流量的变化,以冠状动脉最明显,颈内动脉其次,股动脉增加最少。动物外周阻力降低,血压有所下降。对心收缩力无明显影响,由于外周阻力降低,心输出量增加,心脏作功指数和心肌氧耗略有增加。说明延胡索的抗冠心病作用,主要系由于冠脉血流量增加,改善心肌供氧所致。

4. 毒性作用:毒性较低,治疗剂量无明显不良反应。用临床常用量的 25~120 倍,无论急性或亚急性毒性试验,均未发现明显毒性。延胡索甲素、乙素、丑素的小白鼠静注的 LD_{50} 分别为 146、151 及 100mg/kg。

临床应用延胡索乙素,常用量对心、肝、肾、血压无明显影响,偶有嗜睡、眩晕、乏力。但大剂量使用可出现呼吸抑制,并可出现巴金森综合征等副作用。给猴大剂量(85mg/kg)连续灌服 2 周,除镇静催眠作用外,第 4~7 天渐出现肌肉紧张,四肢震颤,尿中出现管型,心跳略有减慢,病理切片检查发现心脏和肾脏有轻度混浊肿胀。给猴 180mg/kg 灌胃,数小时甚至数天后也出现震颤和巴金森征。

应用

1. 化瘀止痛:中医临床历来用延胡索治疗心、腹诸痛、痛经、疝痛等症,《圣惠方》用之治坠落车马,筋骨疼痛不止者,古方用以治偏正头痛不可忍者。近代用乙素治疗胃肠道、肝胆疼痛疗效较好,用于神经痛、月经痛、术后止痛等也有效。用于分娩痛,不影响胎儿呼吸。也用于产后宫缩痛。

2. 镇静催眠:延胡索乙素可用于失眠患者,可减少多梦现象,且次日无头昏、乏力、精神不振等后遗反应。

莪 术

本品为姜科植物莪术 *Curcuma zedoaria*(Beg.)Rosc. 的干燥根茎。性温,味苦辛。功能破血散结,行血止痛。主要成分有姜烯、莪术醇、莪术二酮、异莪术醇、莪术烯、姜黄醇等。

药理

1. 抗肿瘤作用:莪术油制剂在体外对小鼠艾氏腹水癌细胞等多种瘤株的生长有抑制作用。莪术注射液用于实验性肉瘤的小鼠,抑瘤率达 50% 以上。已分离得结晶Ⅰ、Ⅱ,对小鼠艾氏腹水癌和小鼠肉瘤 S_{37} 瘤细胞有明显破坏作用(表 14-9)。实验治疗对小鼠肉瘤 S_{37}、小鼠宫颈癌 U_{14} 以及艾氏腹水癌有较高抑制率。

临床以莪术油作瘤内注射治疗宫颈癌。治疗后可见瘤组织坏死脱落,局部淋巴细胞浸

表 14-9 小鼠肉瘤 S_{37} 瘤细胞变性坏死程度比较

病变程度	结 晶 Ⅰ	结 晶 Ⅱ	对 照
<25%	1	2	4
25%~50%	5	4	5
>50%	4	4	1
肿瘤标本数	10	10	10

润,部分病例肿瘤消失,宫颈光滑,获得临床治愈,已分离出抗癌有效成分为所含莪术醇、莪术二酮等。这些成分存在于莪术挥发油中。

　　莪术抗癌作用的机理,是因为莪术油能增强瘤细胞的免疫原性,从而诱发或促进机体对肿瘤的免疫排斥反应。例如用莪术油处理艾氏腹水癌瘤苗 L615 系小鼠,进行主动免疫,能使部分免疫组的小鼠耐受 10^5 个 L615 细胞的攻击而长期存活,超过未经处理的该系小鼠耐受力的 1000 倍。这种免疫保护作用具有一定的稳固性,一旦建立后,能维持 10～13 个月的时间,但不能遗传给子代。

　　2．对心血管系统的作用:测定 22 种活血化瘀药物对股动脉血流量的影响,发现其中以破血散结药如三棱、莪术等增加血流量最为明显。以莪术油注射液静脉滴注治疗血栓闭塞性脉管炎的血瘀患者,获得临床疗效,部分病例随着临床情况好转而肢体血流图也见明显改善。

　　3．抗早孕作用:近年研究莪术的醇浸膏及分离的萜类和倍半萜类化合物,动物实验有明显的抗早孕作用。莪术配伍红花、牛膝组成的复方,作用较单味莪术更为明显。初步认为,莪术的抗早孕作用可能与其抗孕激素作用有关。

　　应用

　　1．治妇人血气结滞,经闭腹胀,癥瘕积聚:如莪术散(《证治证绳》)以莪术配伍川芎、当归、熟地、白芍、白芷,用治上述疾病。

　　2．用于饮食积聚、脘腹胀痛:常与三棱同用,配伍消食健脾药。

　　3．近年来用于治疗癌肿:对了宫颈癌有一定疗效。在复方中常与三棱、蟇头回、石见穿、石打穿、王不留行等配合应用。用蓬莪术制成注射液,局部病灶注射,配合静脉用药,治疗早、晚期各型宫颈癌,可使癌组织变性坏死、脱落、萎缩、溶解及消失,而对癌旁的正常组织则无明显损害。主要副作用有局部注射处疼痛,口腔有酸辣气味,药液注入过快可出现头晕。此外,尚可用于外阴癌、皮肤癌等。

15　化痰止咳平喘药

凡以祛痰或消痰为主的药物称为化痰药,能缓和或制止咳嗽喘息的药物称止咳平喘药。一般咳嗽每多挟痰,痰多亦每致咳嗽。咳嗽、咯痰和喘息往往同时存在,并互为因果,在治疗时化痰药和止咳平喘药常相互配伍。化痰药主要用于痰多咳嗽、咯痰不爽以及与痰有关的如瘰瘤瘰疬等证。止咳平喘药主要用于治疗症见咳嗽、气喘的多种疾患。祖国医学所指的痰有两个涵义,一是咯出的痰,是狭义的,多由感受外邪,肺气壅滞,津液不布凝聚而成,或由于脾不健运,水湿凝聚而成,如慢性支气管炎、咽喉部炎症或慢性肺部疾患所引起的咳嗽等。一是指稽留在体内各种各样的痰,这是广义的痰,它包括了许多具有某些特殊病症的痰证,如瘰瘤。这类药物主要有以下药理作用。

1. 化痰作用:桔梗、前胡、皂荚、南星、贝母煎剂或流浸膏有祛痰作用,动物实验证明这些药物均能使呼吸道分泌增加,桔梗和前胡的作用较强,皂荚次之,在给药1小时后分泌量较多,以后逐渐减少。款冬花效果较差。家种、野生川贝母醇流浸膏均有显著祛痰作用,两者无明显差异。由川贝母提出的生物碱及贝母皂甙Ⅱ、Ⅲ,对小鼠有非常明显的祛痰效果,剂量减半,祛痰作用则不明显。家兔口服南星煎剂能显著增加呼吸道分泌,可持续4小时以上。半夏制剂给兔腹腔注射,对毛果云香碱的唾液分泌有显著抑制作用。

2. 镇咳平喘作用:实验证明,半夏、桔梗、款冬花、苦杏仁等有镇咳作用。半夏煎剂对碘溶液注入猫右肋膜引起的咳嗽有明显的镇咳作用,药效能维持五小时以上,可能由于直接抑制咳嗽中枢之故。桔梗镇咳作用较强。款冬花给猫灌胃后半小时有显著的镇咳效力,款冬花与等量冰糖治疗大人咳嗽、小儿吼嗽或外感风寒咳嗽有效。服用小量杏仁,在体内慢慢分解,产生微量氰氢酸,对呼吸中枢有轻微抑制作用,使呼吸运动趋于安静,从而有镇咳平喘的效果。川贝母、浙贝母的流浸膏及煎剂对鼠、猫均无镇咳作用;亦有报道川贝母对小鼠有较强的镇咳作用。浙贝母甲碱有扩张家兔及猫的肺支气管平滑肌作用,与阿托品相似。用离体家兔、豚鼠气管肺灌流法证明,款冬花醚提取物小剂量灌流后,灌流滴数略有增加,用较大剂量后,滴数反而减少,且不能对抗豚鼠由组胺引起的支气管痉挛。其醇浸膏对呼吸频率及深度有减慢加深作用。款冬花醇浸膏对哮喘患者(支气管哮喘及哮喘性支气管炎合并肺气肿者),多数有效,但远期疗效较差。

3. 其他作用:半夏各种制剂均有一定的镇吐作用,对犬只能减少阿朴吗啡所致的呕吐次数,不能完全抑制呕吐,半夏的镇吐活性与栽培条件有关,含氮肥区的产品活性强。半夏对小鼠离体早孕、晚孕子宫有抑制作用;半夏蛋白(从半夏中分离出的一种植物蛋白)有抗早孕作用,利用辣根过氧化物酶标记定位表明,半夏蛋白抗早孕可能是由于它在小鼠子宫和胚胎上有一定的结合部位,这种专一的结合,导致了细胞功能的改变,进而终止了妊娠。款冬花能引起中枢兴奋,升压,兴奋呼吸,抑制胃肠道平滑肌。动物实验证明,桑白皮煎剂给家兔口服6小时内,尿量及其中氯化物含量均较显著增加,桑白皮为中医常用消水肿方剂五皮饮(大腹皮、桑白皮、茯苓皮、陈橘皮、生姜皮)的组成部分。

表 15　化痰止咳平喘药主要药理作用总括表

药物 \ 作用	祛痰	镇咳	平喘	其　　他
桔　　梗	+	+		解热,抗炎,抗胃液分泌,抗溃疡
半　　夏		+		镇吐,半夏蛋白对小鼠抗早孕
天 南 星	+	+		抗惊,镇静,止痛,对实验性肿瘤有抑制作用
贝　　母	+			西贝母碱对肠平滑肌(豚鼠、兔、狗、大鼠)有松弛作用,高浓度则收缩之
前　　胡	+			
杏　　仁		+	+	苦杏仁油有驱虫、杀菌作用
款 冬 花	+	+	+	升压,兴奋中枢,兴奋呼吸,大剂量引起呼吸暂停,抑制胃肠道平滑肌
葶 苈 子				强心
百　　部				抗菌(抑制球菌、杆菌),杀虫(蚊、蝇幼虫、头虱、衣虱、臭虫)
旋 复 花				抑菌,中枢兴奋,增加肠蠕动(大、小鼠),增强大鼠子宫张力,促进胆汁分泌
桑 白 皮				利尿,降压

桔　梗

　　本品为桔梗科植物桔梗 *Platycodon grandiflorum* A. DC. 的根。性平,味苦辛。有宣肺、排脓之效。桔梗根部含桔梗皂甙 2%,皮部含皂甙量大,木部含量甚微,正开花的桔梗茎枝亦含有多量的桔梗皂甙。现已分出 10 种皂甙,其中含量最高的是桔梗皂甙 D(platycodin D),收率为生药桔梗的 0.2%,是根的主要皂甙。桔梗中还含有萜烯类物质(桔梗酸 A、B、C, platycogenic acid A、B、C)及远志酸、d−菠菜甾醇、α−菠菜甾醇葡萄糖甙、桦木脑脂肪油、桔梗多糖、生物碱等。

药理

　　1. 祛痰止咳作用:桔梗煎剂给予麻醉犬灌胃,可使呼吸道分泌液增加,其分泌量约为对照组的三倍。桔梗祛痰效果与氯化铵相当,麻醉猫在用药后呼吸道分泌液逐渐增多,祛痰效果可维持 7 小时以上。带皮与去皮桔梗以小鼠、家兔进行祛痰试验,证明两者的祛痰作用相似,认为临床使用桔梗似无刮去外皮的必要。豚鼠静脉给予色素测定支气管分泌物的量,口服桔梗粗皂甙,色素透过率增加;如果直接灌胃,则未观察到色素透过率增加。桔梗的祛痰作用主要由于其所含的皂甙口服时对咽喉粘膜的刺激,反射地使支气管粘膜分泌增加,痰液稀释,使潴留于支气管和气管中的痰液易于排出。桔梗粗皂甙对麻醉豚鼠腹腔注射的半数镇咳量为 6.4mg/kg,说明有较强的镇咳作用。

　　2. 抗炎作用:大鼠经口给予桔梗粗皂甙,对角叉菜胶引起的炎症有显著的抑制作用,对大鼠棉球肉芽肿也有显著的抗炎效果,能抑制注射佐剂所引起的继发性肿胀,说明桔梗有免疫抑制作用。桔梗粗皂甙对皮肤有局部刺激作用,能使炎症血液循环改善,促使炎症早日好转,其对粘膜的刺激,引起分泌增加,具有保护作用,能防止粘膜受到外界的刺激,从而促使炎症过程的吸收。桔梗配伍其他中药如桔梗汤(桔梗、甘草)、排脓汤(甘草、芍药、黄芪、川芎、生姜)治疗化脓性疾病,都无抗菌作用,但给桔梗浸膏后可促进巨噬细胞的吞噬能力;在嗜中性白细胞杀菌能力试验中,桔梗能将溶菌酶的活性提高若干倍,通过人体防御系统而发挥作用。

3.其他作用:

① 解热、镇痛及镇静。桔梗粗皂甙对正常小鼠和人工引起发热的小鼠均有显著的降温作用,可维持 3~4 小时。对小鼠用醋酸扭体法和压尾法引起的疼痛,有显著的镇痛作用。桔梗粗皂甙比同剂量的阿斯匹林作用强。小鼠口服桔梗粗皂甙后自发活动减少。并能延长环己巴比妥钠引起的睡眠时间,显示较强的镇静作用。

② 抑制胃液分泌及抗胃溃疡。桔梗粗皂甙对大鼠、小鼠、豚鼠在低于 $1/5LD_{50}$ 的剂量时,有抑制胃液分泌和抗消化性溃疡的作用。对幽门结扎的大鼠,十二指肠给予桔梗粗皂甙可使胃液分泌减少,胃蛋白酶的活性部分受抑制,对实验性溃疡的抑制作用与阿托品皮下注射 10mg/kg 的效果相似。剂量加大,似可完全抑制胃液分泌及溃疡的发生。大鼠连续服用桔梗粗皂甙,可减少醋酸性溃疡的发生。

③ 影响肠平滑肌。桔梗粗皂甙能减弱小鼠的肠蠕动,对抗组胺对豚鼠离体支气管片的收缩作用,亦能对抗组胺及乙酰胆碱引起离体回肠的收缩,但对平滑肌无直接作用。

④ 影响心血管功能。麻醉大鼠静注小量桔梗粗皂甙可引起暂时性血压下降,剂量加大,血压明显下降,心率减慢。预先给予阿托品、苯海拉明、心得安及酚妥拉明均不能对抗其作用。血压下降的原因与直接扩张外周血管有关。并能增加麻醉犬后肢血流量。桔梗粗皂甙对豚鼠离体心房条在较高浓度时有抑制作用,在低浓度时可部分或完全阻断乙酰胆碱对心房条的抑制作用。

⑤ 降低血糖及影响胆固醇的代谢。家兔内服桔梗的水、乙醇提取物均可使血糖下降,连续口服给药对实验性四氧嘧啶糖尿病兔的降糖作用更为显著,在用药后降低的肝糖元亦可恢复正常;并能抑制食物性血糖上升。醇提物的作用大于水提物。桔梗粗皂甙能降低大鼠肝内胆固醇的含量,增加类固醇和没食子酸的排泄。

此外,桔梗在试管内有抗絮状表皮癣菌的作用。对大鼠实验性脑水肿有显著的抑制作用。

4.毒性作用:急性毒性试验,小鼠皮下注射桔梗粗皂甙最小致死量为 770mg/kg,桔梗煎剂的毒性比浸剂大。亦有报告小鼠口服桔梗粗皂甙的 LD_{50} 为 420mg/kg,大鼠则大于 800mg/kg。动物中毒症状为安静不动、呼吸抑制,加大剂量可引起惊厥、呼吸麻痹而死亡。桔梗粗皂甙有很强的溶血作用。其溶血作用比远志皂甙强 2 倍,口服桔梗粗皂甙因在胃液中水解,故不会溶血。皮下注射桔梗粗皂甙有较强的局部刺激,引起局部浮肿及坏死,这是由于皂甙类物质能增加细胞脂质膜的通透性及促细胞溶解作用所致。

应用

1.治咳嗽:桔梗宣肺气,化痰止咳,常用于外感风邪犯肺,肺失宣肃所致的咳嗽。常与其他镇咳祛痰药配成复方运用,如半夏露等,或加于其他方剂中运用,如贝母瓜蒌散(贝母、瓜蒌、天花粉、桔梗)桑菊饮和杏苏散(苏叶、制半夏、甘草、前胡、桔梗、枳壳、橘皮、杏仁、茯苓、生姜、大枣)等,用于外感咳嗽、上呼吸道感染、支气管炎和肺炎等。

2.治咽痛及声音嘶哑:以桔梗煎剂治疗咽喉肿痛或佐以甘草清热解毒,缓急止痛。六味汤(桔梗、甘草、防风、荆芥、薄荷、僵蚕)和银翘散等方剂中皆用桔梗治疗咽痛。

3.治肺痈及疮疖:桔梗汤(桔梗、甘草)为治疗肺痈的主方,应用大剂量能促使脓疡破溃,加速排脓。桔梗白散(桔梗、川贝、巴豆)用于治疗肺坏疽、急性肺炎初期祛痰。排脓散(枳壳、芍药、桔梗)主排脓,可用于疮疡的治疗。

4.治癃闭:癃闭是指小便闭塞不通,用桔梗配伍于通利小便的方药中,如五苓散等,能更好的发挥其通利小便的作用。

5.治流行性出血热:用桔梗白散治疗危重型流行性出血热并已尿闭或少尿达 24～72 小时的患者,共 219 例,服药后小便及大便排水量增加,死亡率降低。

16　安神药

凡以安神定志为主要功效的药物称为安神药。根据药物来源及应用特点不同,安神药分为重镇安神和养心安神两类。前者为质地沉重的矿石类物质,如朱砂、琥珀、磁石等,多用于心悸失眠、惊痫发狂、烦躁易怒等阳气躁动、心神不安的实证;后者为植物药,如酸枣仁、柏子仁、远志、合欢皮、夜交藤等,具有养心滋肝作用,用于心肝血虚、心神失养所致的心悸怔忡、失眠多梦等神志不宁的虚证,并常与补血养心药同用,以增强疗效。现代研究证明,不少安神药具有抑制中枢神经系统的作用。不同的安神药还分别具有明目、解毒、敛汗生津、润肠等功效。其主要药理作用如下:

1. 对中枢神经系统作用:动物实验表明,酸枣仁可使小鼠、大鼠、家兔、猫、狗等多种动物自主活动减少,呈现安静嗜眠状态,并使小鼠对外界刺激反应迟钝。酸枣仁、远志对阈下催眠量的戊巴比妥钠呈现协同反应,可促进小鼠入睡。此二药并能对抗士的宁或戊四氮所致的惊厥。琥珀酸为琥珀成分之一,具有中枢抑制作用,明显减少小鼠自主活动,延长戊巴比妥钠引起的小鼠睡眠时间,对大鼠听源性惊厥、小鼠电惊厥以及士的宁等引起的药物性惊厥均具有对抗作用。据此推测琥珀的安神作用与琥珀酸有关。上述药物的镇静、催眠、安定、抗惊厥作用,与中医经典著作中安神药具有"养精神、定魂魄"、"益智宁神"、"治恐怯怔忡"等论述相符。临床用安神剂"磁朱丸"治疗精神分裂症等精神病也取得一定疗效。酸枣仁、琥珀酸对正常动物可以降温,从而有利于神志的安定。

2. 其他作用:远志有祛痰作用,可能由其所含皂甙刺激胃粘膜,反射性引起祛痰,多用于寒痰咳嗽。朱砂、磁石解毒明目,内服治疗目暗不明,外用消疮毒痈肿。朱砂主要成分为硫化汞,具防腐、抗真菌等作用。酸枣仁、朱砂敛汗生津,可治盗汗。柏子仁润肠,可治便秘。

表 16　安神药主要药理作用总括表

药物 \ 作用	镇静	催眠	抗惊厥	降温	其　他
酸枣仁	+	+	+	+	镇痛
远　志	+		+		祛痰,兴奋,溶血
琥　珀	+	+	+	+	
朱　砂					防腐,抗真菌
柏子仁					润肠

酸　枣　仁

酸枣仁为鼠李科植物酸枣 *Zizyphus spinosa* Hu 的成熟种子。性平,味甘、酸。具有宁心、安神、益阴、敛汗、补肝胆等功效。酸枣仁含有多量脂肪油、蛋白质和两种三萜化合物：白桦脂醇（betulin）和白桦脂酸（betul acid）。并含酸枣皂甙（jujuboside），甙元为酸枣甙元（jujubogenin），进一步水解得厄北林内酯（lbelin lactone）。此外还含有甾醇、维生素等。

药理

1. 镇静催眠作用：《名医别录》记载酸枣仁"治心烦不得眠……虚汗烦渴，补中，益肝气"。是养心安神良药。实验研究证明，酸枣仁水煎剂口服或腹腔注射，皆能使小鼠自主活动减少，对外界刺激反应迟钝，具有镇静、催眠作用。对予先给咖啡因引起的小鼠活动增加也有抑制作用。其煎剂对大鼠、猫、兔、狗等动物亦均有镇静效应。生熟（炒）枣仁镇静作用相同，但久炒油枯后失效。酸枣仁水提取物能延长戊巴比妥钠和环己巴比妥引起的小鼠睡眠时间，并增强硫喷妥钠对家兔的麻醉作用。

2. 安定作用：近来有人将酸枣仁与安定药比较，发现有许多相似之处。酸枣仁煎剂给大鼠腹腔注射后，所有动物均表现安静和嗜眠，但外界刺激可使之惊醒。加大到中毒量，小鼠亦未出现翻正反射消失和麻醉。煎剂给小鼠灌胃后可抑制条件反射，而不抑制非条件反射。对皮下注射盐酸吗啡使猫产生的狂躁现象，酸枣仁也有较显著的对抗作用。上述结果初步表明，酸枣仁对中枢神经系统的抑制有安定作用的成分在内。

3. 镇痛、降温作用：小鼠热板法证明，腹腔注射酸枣仁煎剂有明显的镇痛作用，使小鼠痛反应潜伏期显著延长，作用可持续3小时之久。煎剂口服或腹腔注射，对正常大鼠均有降温作用。

4. 其他作用：酸枣仁对人鼠网肾包膜法形成的高血压有显著的降压作用。此外，脂溶性部分能增强 5－HT 引起的离体回肠收缩；水溶性成分有明显兴奋子宫的作用。

5. 毒性作用：酸枣仁煎剂 150g/kg 给小鼠灌胃，48 小时内除呈现活动减少及镇静外，无毒性症状。大鼠 20g/kg 灌胃，连续 30 天，未见毒性反应。

应用

主用于治虚烦不眠、惊悸多梦。适用于血虚而致的心悸、失眠等症。常与茯苓、甘草、知母、川芎等伍用。临床报道用复方酸枣仁汤（酸枣仁汤加味）、枣仁甘草合剂（酸枣仁、甘草）、酸枣仁粉等治疗神经衰弱与失眠患者，失眠症状得到不同程度的改善，并使部分患者食欲好转，精神与体力增进。

17　平肝息风药

平肝息风药是指具有平肝潜阳、平息肝风功效的药物。主要用于治疗肝阳上亢及肝风内动等证。

肝阳上亢多因肝肾阴虚，阴不能制阳所致。多呈现头目眩晕、头痛、耳鸣、心烦。常见于高血压病。所谓"动风"是指在病变过程中出现的抽搐、震颤、头晕眼花等一类具有"动摇"特点的症状。此等表现主要为肝经病变的征象。早在《素问·至真要大论》中已有"诸风掉眩，皆属于肝"的记载。所以一般称为肝风。为了区别于外感风邪所致的外风证，常将肝风归属内风，称为肝风内动。平肝息风药主要用于平息内风。"肝风"临床常见有①热极生风。是温热病时高热所至，表现为颈项强直，甚则角弓反张，多见于乙型脑炎、流行性脑脊髓膜炎及其他急性传染病之高热惊厥。②肝阳上扰，虚风内动。由肝阳上亢病情进一步发展而来，除见眩晕、头痛、肢体麻木等症状外，甚或卒然跌扑、神志不清、口眼歪斜、舌强、半身不遂。高血压、脑血管意外及其后遗症，可见上述临床表现。此外，癫痫、神经官能征、美尼尔氏征、破伤风等疾病，亦可见到肝风内动的现象。

肝阳上亢的治疗原则是平肝潜阳，常用钩藤、天麻、地龙等以平肝，用石决明、生牡蛎等以潜阳。亦宜加用滋肝肾之阴的药如熟地、枸杞、麦冬等。肝风内动治以平肝息风，常用羚羊角、钩藤、天麻、地龙、全蝎、蜈蚣等。

本类药的平肝息风功效，可能与下述药理作用有关。

1. 镇静、抗惊厥作用：平肝息风药中多数有镇静、抗惊厥作用。天麻及其共生菌密环菌液(片)、地龙、僵蚕、僵蛹、全蝎、蜈蚣、羚羊角等分别对不同致惊厥剂，如戊四氮、咖啡因、士的宁、烟碱或电惊厥有对抗作用。天麻、钩藤并能制止实验性癫痫的发生。钩藤、天麻、羚羊角、地龙、僵蚕可使动物自主活动减少，增强中枢抑制剂戊巴比妥、硫喷妥、水合氯醛等的作用。表现出明显的镇静效应。天麻的主要成分天麻素及天麻中提取出的香兰醇也有与天麻类似的镇静、抗惊作用。用人工合成天麻素临床治疗神经衰弱、神经衰弱综合征；用香兰醇的结构类似物香兰素治疗癫痫，皆取得较好的疗效。羚羊角的抗惊厥作用可能与药物的镇静解热作用有关。

从肝风内动的临床表现分析，主要与中枢神经系统功能亢进或失调有关。故药物的息风功效与其具有的镇静、抗惊厥、抗癫痫等中枢抑制作用当有密切关系。

2. 降压作用：钩藤、天麻、地龙、全蝎、羚羊角等均有不同程度的降压作用。钩藤的降压有效成分已提得，为钩藤碱。天麻的主要成分天麻素亦有使血压下降的作用。从实验结果和临床报道来看，钩藤的降压作用较确实，对多种血压正常或高血压动物，急慢性给药皆能引起明显的降压效应。其总碱对高血压的疗效亦已得到临床证实，对阴虚阳亢型高血压的效果显著。中医书籍中虽无高血压病名，但肝阳上亢、虚风内动诸证与高血压极为相似。提示药物的平肝潜阳功效与降压作用密切有关。亦有报道，天麻及其共生菌蜜环菌片用于治疗阴虚阳亢证，改善头痛、头晕等症状的疗效虽好，但降压不满意。看来药物的平肝潜阳功效，似为降压与镇静、镇痛等中枢抑制作用的综合表现。而非单纯降压。

3. 解热、镇痛作用：平息内风治则在对阳邪亢盛，热极生风诸证的治疗中，常从清热、息风等多方面考虑用药。本类药物中的羚羊角、地龙与多种清热药一样，具有良好的解热作用。羚羊角水解液临床用于感染所致各种高热病症有效。天麻、羚羊角、僵蚕经实验证明尚有一定的镇痛和/或抗菌作用。临床应用天麻注射液治疗 39 种疼痛的 1000 例病人，缓解疼痛的效果较好。这些效应有助于说明本类药物用于平肝息风，治疗惊痫抽搐的合理性。

表 17　平肝息风药药理作用总括表

药物 \ 作用	抗惊厥	镇静催眠	降 压	其 他
天　麻	+	+	+	镇痛，解痉
钩　藤		+	+	解痉
羚羊角	±	+	+	解热，镇痛，抗菌
地　龙	±	+	+	平喘，解热，弱抗菌
蜈　蚣	+		+	抗肿瘤，抗真菌
全　蝎	+	±	+	骨骼肌松弛
僵　蚕	+	+		抑菌
僵　蛹	+			抑菌

天　麻

本品为兰科植物天麻 *Gastrodia elata* Bl. 的干燥块茎，古名赤箭。《本草纲目》记载："《本经》止有赤箭，后人称为天麻"。性平，味甘。具有息风、平肝、定惊的功效。天麻块茎中含有天麻素（gastrodine，对羟甲基苯－B－D 葡萄吡喃糖甙）、天麻甙元（gastrodigenin，对羟基苯甲醇）、香兰醇（vanillyl alcohol）、琥珀酸，对羟基苯甲醛以及维生素 A 类物质、结晶性中性物质、微量生物碱等。不同产地天麻中天麻素含量不同，约为 0.25～0.67%。天麻素现已人工合成。

药理

1. 镇静和抗惊厥作用：天麻为治疗虚风眩晕头痛、惊痫抽搐等证的良药。《开宝本草》已记述天麻"主诸风湿痹、四肢拘挛、小儿风痫、惊气"。动物实验证明，天麻具有镇静、抗惊厥作用。腹腔注射天麻水剂，皮下或静脉注射天麻素、天麻甙元，均能抑制小鼠的自发活动，且能对抗咖啡因的兴奋作用。并可延长戊巴比妥钠、环己巴比妥钠、硫贲妥钠等的睡眠时间，显示其与中枢抑制药有明显的协同效应。健康人口服天麻素或天麻甙元，由脑电波分析，发现 α 波指数减低，出现嗜睡波型。

小鼠腹腔注射天麻浸膏、注射液或天麻素及天麻甙元均可对抗戊四氮所致阵挛性惊厥，使惊厥潜伏期延长，死亡率降低或提高其半数惊厥量。并能提高小鼠对惊厥阈电压的耐受力。但在不同实验中，抗电惊厥的结果不完全一致。根据现有资料看来，天麻抗戊四氮惊厥作用较明显，而对电惊厥发作影响较小。皮下注射天麻乙醇提取物，亦可制止豚鼠实验性癫痫发作。

香兰醇对中枢神经系统的作用与天麻一致。也有镇静、抗惊厥作用，有人认为香兰醇是天麻的抗惊厥有效成分。

2．其他作用：

① 镇痛。用电击鼠尾法证明,腹腔注射天麻水剂有显著的镇痛效果。野生天麻似较人工栽培者的作用强。天麻甙元静脉注射,在小鼠尾根部压迫刺激法及醋酸扭体法实验中,以及在大鼠 Rahdallselitto 法实验中,皆呈现镇痛作用。天麻注射剂和人工合成天麻素经临床试用,也初步证实有镇痛效果。虽也有小鼠腹腔注射天麻浸膏未观察到明显镇痛作用的报道,但从近年的实验结果与临床报道分析,其镇痛作用较为肯定。这点与中医文献《本草汇言》记载天麻"主头风、头痛"及《圣济总录》、《普济方》中天麻丸用以治偏正头痛的记述是一致的。

② 影响心血管系统。天麻水剂腹腔注射或十二指肠给药,可使大鼠的血压下降,并有减慢心律的作用。对心肌收缩力无明显影响。天麻素及天麻甙元静脉注射可使猫血压轻度下降,兔心率减慢。天麻水剂和注射液能增加心、脑血流量,降低血管阻力及舒张外周血管。对垂体后叶素所致实验性心脏缺血有保护作用。并有提高动物耐缺氧的能力。

天麻素与天麻甙元的药理作用相同,从药理实验结果分析,认为天麻素吸收入血后,再分解为天麻甙元而发挥作用。

3．毒性作用：天麻素小鼠灌胃,剂量用到 5000mg/kg 未见中毒及死亡。犬口服天麻素或天麻甙元 75mg/kg,每日 1 次,连服 14 天,小鼠灌胃天麻素 250mg/kg 或天麻甙元 375mg/kg,每日一次,连续 60 天,对红、白细胞、血小板总数、肝、肾功能及血脂均无影响,说明天麻毒性甚低,证实了《本草纲目》关于天麻无毒的记载。

应用

1．用于肝阳上亢所致的眩晕、头痛等证：常用复方天麻钩藤饮,改善症状效果好。临床报道用密环片和天麻治阴虚阳亢证,对改善头痛、耳鸣、肢麻、失眠等症的效果好;降压效果不满意。应用合成天麻素治疗神经衰弱、神经衰弱综合征、血管神经性头痛共 349 例,有较好效果。对失眠疗效最好,头痛次之。天麻注射液治疗 1000 例 39 种各型疼痛病人,止痛有效率较高。

2．用于肝风内动、惊厥抽搐：天麻抗惊有效成分香兰醇的结构类似物香兰素(醛),临床报道治疗癫痫有明显疗效,尤其对小发作的疗效好。

天麻必须与蜜环菌共生才能生长发育。近年来对蜜环菌进行了药理作用与临床疗效的观察,初步认为蜜环菌发醇物有代替天麻用于临床的可能。现在人工栽培天麻亦已获得成功,对人工栽培及野生天麻作用的比较研究表明,二者的作用基本相似。上述研究为扩大天麻药源提供了途径。

钩　藤

本品为茜草科植物钩藤 *Uncaria rhynchophylla*（Mig．）Jacks．及华钩藤 *U．sinensis*（Oliv．）Haviland 的带钩茎枝。其同属植物大叶钩藤 *U．macrophylla* Wall．、毛钩藤 *U．hirsuta* Havil．、无柄果钩藤 *U．sessilifructus* Ronb．均可做钩藤的代用品入药。钩藤性微寒,味甘。具有清热平肝、息风定惊的功效。中含有多种吲哚类生物碱,其中主要的有钩藤碱(rhynchophylline)、异钩藤碱(isorhynchophylline)。钩藤碱占总碱含量的 28％或 50％。另含有去氢钩藤碱(corynoneine)、异去氢钩藤碱(isocorynoneine)及小量柯南因

(corynantheine)、毛钩藤碱(hirsutine)等。生物碱含量以根及带钩枝较高。不同种类钩藤生物碱含量有一定差别,经测定,大叶钩藤中的总碱含量最高约为 0.42%以上。钩藤的茎枝与带钩茎枝中,总碱含量无明显差异。

药理

1. 降压作用:钩藤能清热平肝。《本草备要》称其"除心热,平肝风,治大人头旋目眩"。《本草便读》谓"钩藤独入肝家,清肝热。热平则风熄"。近代研究证明,钩藤的多种制剂,从其中提出的钩藤碱、钩藤总碱等,不论对麻醉或不麻醉动物,血压正常或高血压动物(猫、狗、家兔、大鼠),皆能引起明显的降压效应。急性降压实验中,给猫或犬静脉注射钩藤总碱或钩藤碱,表现出大致相同的降压特点,血压呈三相变化,先降压,继之快速回升,然后又持久下降,约维持 3~4 小时。总碱重复给药,无快速耐受现象。在慢性实验中,对实验性高血压大鼠,家兔用钩藤煎剂及钩藤碱、钩藤总碱灌胃,多数动物在给药后 3~4 天开始降压,1 周到 15 天血压降到最低水平,具有温和而持久的降压作用。现在认为钩藤碱为其降压有效成分。钩藤产生降压作用的原理主要是直接和反射性的抑制了血管运动中枢,以及阻滞交感神经和神经节,使外周血管扩张,阻力降低所致。其直接扩张血管的作用比较弱。

曾有报道,钩藤以煎 10~20 分钟为宜,久煎降压作用即减弱。与中医认为钩藤久煎无力的看法一致。但是从其中所含总碱来看,加热与不加热含量无显著差异。

2. 镇静作用:《名医别录》记载钩藤"治小儿寒热、十二惊痫"。《证治准绳》中的"钩藤汤"亦提到可用以治疗"产后发痉,口噤背强"。动物实验观察到,钩藤煎剂或醇提取液能抑制小鼠的自主活动,剂量越大,抑制作用越明显,并能对抗咖啡因兴奋中枢引起的活动增加,表现出明显的镇静效应。但钩藤无催眠作用,大量亦不能使小鼠的翻正反射消失。在条件反射实验中钩藤煎剂能使部分大鼠阳性条件反射消失,条件反射潜伏期延长,对分化抑制和非条件反射无明显影响,表现出有使皮层兴奋性降低的作用。大剂量钩藤醇浸剂(1/2LD$_{50}$ 量)对豚鼠实验性癫痫发作有较弱的对抗效应。多种钩藤(正品、大叶、毛、无柄果)的煎剂对戊四氮惊厥均不能对抗,故钩藤的抗惊厥作用尚有待于进一步观察。

3. 解痉作用:钩藤有抑制肠平滑肌的作用,其煎剂可使离体豚鼠回肠松弛,并对组胺引起的回肠紧张性收缩有一定对抗作用,抗乙酰胆碱的作用较弱。豚鼠组胺喷雾引喘实验观察到体内给药钩藤煎剂也有抗组胺作用,可缓解支气管平滑肌痉挛。

4. 毒性作用:钩藤毒性较低,其煎剂 5g/kg 给家兔灌服,每日 2 次,连续 10 天,动物体重、食欲、活动正常,未见毒性反应。钩藤总碱每日 50mg 和 100mg/kg 给幼年大鼠灌服,连续 14 天,无明显毒性,连续 60 天小剂量组除肾脏有轻度营养性障碍病变外,对动物生长发育、肝肾功能、血象均无明显影响。大剂量组死亡动物的心、肾、肝脏有一定损伤。钩藤总碱小鼠口服和腹腔注射的 LD$_{50}$分别为 514.6±29.1mg/kg 和 144.2±3.1mg/kg。钩藤碱小鼠腹腔注射的 LD$_{50}$为 162.3mg/kg。

应用

1. 用于肝阳上亢的头晕、目眩、头胀、头痛等证:多配伍天麻、夏枯草、菊花、白芍、生决明、黄芩等,如天麻钩藤饮。临床报道钩藤总碱片治疗高血压病 245 例,降压效果良好。对阴虚阳亢型疗效显著,改善头痛、头晕、失眠、心悸、耳鸣、肢体麻木等症状较好。

2. 用于肝热动风、惊痫抽搐等证:常与羚羊角、鲜生地、生石膏等同用,如羚羊钩藤汤、钩藤饮。

羚 羊 角

本品为牛科动物赛加羚羊 *Soigato tariea* L. 等的角。镑为薄片或磨末入药,性寒,味咸。具有明目、平肝息风、清热镇惊、解毒等功效。据分析角中含有角质蛋白、胆固醇、磷脂类和若干无机微量元素。角质蛋白水解后得 18 种氨基酸及多肽物质。

药理

1. 镇静、催眠作用:羚羊角为平熄内风的重要药物。关于其治疗高热神昏、谵语发狂、惊痫抽搐的功效,不少本草著作中有过论述。如《本草衍义补遗》载羚羊角“主惊梦狂越,心神不宁,小儿卒热惊厥。”经药理实验证明,本品有明显的镇静及催眠作用。用光电计数法等实验方法观察药物对小鼠自主活动的影响,证明羚羊角煎剂、醇提取液、水解液均能使小鼠的自发活动减少,并可明显延长硫贲妥钠、水合氯醛的睡眠时间,对戊巴比妥钠阈下催眠量也有显著的协同效果。羚羊角的抗惊厥作用,在不同实验中所得结果不完全一致,故有人认为其镇惊效应可能与它的镇静、解热作用有关。

2. 解热作用:羚羊角性寒,有较好的清热、泻火功效。其煎剂灌胃,对伤寒、副伤寒疫苗所致人工发热家兔有解热作用。给药后 2 小时体温开始下降,6 小时恢复正常。计算其升温面积与对照组相比有显著差异。静脉注射羚羊角注射液、醇提取液、水解液也都有不同程度的解热效应。

3. 对平滑肌的作用:对离体兔十二指肠、离体豚鼠回肠、离体大鼠子宫、羚羊角水煎液均现兴奋作用,而水解液则抑制肠管,兴奋子宫。水煎液兴奋肠管的作用不能被阿托品缓解。水解液拮抗乙酰胆碱和氯化钡兴奋肠管作用的浓度相似。认为药物对平滑肌的作用与 M 胆碱受体无关。

祖国医学认为除鹿角外,诸角皆凉。故从其同科不同属动物的角中寻找代用品。初步观察到山羊角、黄羊角、绵羊角的成分与羚羊角类似。鹅喉羚羊角、黄羊角、山羊角、绵羊角也具有程度不同的解热、镇静、抗惊厥等作用。

4. 毒性作用:毒性较低,小鼠尾静脉注射本品水解液 80mg/kg(相当人用量 100 倍),3 小时内稍有活动减少,8 小时内无死亡。以羚羊角煎剂 2g/kg 给小鼠灌胃,连续 7 天,除体重增长缓慢外,对大小便、食欲、活动均无明显影响。

应用

1. 用于温热病的高热、烦躁、神昏谵语等证:常与石膏、磁石、犀角等伍用,如紫雪丹,临床多用于“乙脑”、“流脑”、猩红热等急性病或小儿麻疹、热毒内盛者。据报道,羚羊角水解注射剂治疗各种高热病证(流感、麻疹、小儿肺炎)等 100 例患者,退热有效。

2. 治肝风内动、惊痫抽搐:本品多与钩藤、生地、生白芍等药配伍,如羚羊钩藤汤,常用治热甚动风引起的神昏、惊厥和惊痫抽搐。羚羊角散以本品配独活、防风、川芎、当归等用以治疗子痫。

3. 治肝火上炎引起的目赤翳障、头痛、眩晕:常与龙胆草、石决明、夏枯草、栀子、黄芩等合用以泻火明目。

18 开窍药

凡以苏醒神识为主要功效的药物称开窍药,适用于因邪气壅盛蒙蔽心窍所致的窍闭神昏证。窍闭证的表现主要为神志昏迷、牙关紧闭、握拳等,因同时出现其他症状的不同又可分为热闭和寒闭。热闭兼有高热、谵语、脉数、抽搐等症状,常见于某些严重的全身感染如流行性脑脊髓膜炎、乙型脑炎的高热昏迷,某些脑血管意外以及癫痫大发作、肝昏迷、中暑等。治疗应以开窍药与清热解毒药伍用,称为凉开法。寒闭伴有面青、脉迟、苔白等症状,多见于中风、中毒等所致的昏迷。宜温开宣窍,多伍用辛温行气药。神昏兼肢冷脉微,冷汗淋漓的为脱症,不宜用开窍药。

开窍药用于急救,待神志清醒后,应根据不同的病因作进一步治疗。

常用开窍药有麝香、冰片、苏合香、樟脑、石菖蒲等,其开窍醒神功效可能与下述药理作用有关。

1. 对中枢神经系统的作用:窍闭证以神志昏迷为主要表现,开窍药的应用旨在使病人苏醒。现有资料表明,其对中枢神经系统作用与现代药理学中苏醒药作用不尽相同。除樟脑兴奋呼吸中枢及血管运动中枢的作用较明显外,其他药物的中枢兴奋作用尚难肯定。多数开窍剂如安宫牛黄丸、牛黄醒脑注射液、石菖蒲水剂均能减少小鼠的自主活动,延长巴比妥类药物的睡眠时间,表现镇静作用。安宫牛黄丸、石菖蒲水剂并能对抗苯丙胺的运动性兴奋,二者还能延缓小鼠戊四氮阵挛性惊厥发作,降低惊厥死亡率。麝香的有效成分麝香酮,大剂量时可使小鼠自主活动减少。麝香对中枢兴奋剂的影响因药物不同而异,与士的宁协同,对戊四氮、尼可刹米无影响。麝香、麝香酮多次给药可以缩短戊巴比妥钠引起的大鼠睡眠时间,此作用的产生认为是药物诱导肝药酶,从而使血中和脑内戊巴比妥钠浓度降低所致,而非直接兴奋中枢。总之,开窍药对中枢神经系统的作用,表现不一,其开窍作用的实质尚待进一步探讨。另有报道,通过对^{3}H-冰片在机体内的吸收、分布、排泄过程的研究,证实^{3}H-冰片经肠粘膜吸收迅速,给药后5分钟即可透过血脑屏障,并且在中枢神经中定位蓄积时间较其他脑外组织长,蓄积量相对高,提示冰片开窍机理可能与此有关。牛黄醒脑注射液、苏合香酯及冰片可提高小鼠的耐缺氧能力,石菖蒲挥发油有降温作用等,皆可能有助于中枢神经系统功能的改善。

临床用开窍剂牛麝散(人工牛黄、麝香、羚羊角、菖蒲、丁香、藏红花)抢救肝性脑病及高热昏迷,用石菖蒲注射液治疗肺性脑病,均取得较好疗效,用药后可使病人意识障碍、精神神经症状得到改善。由石菖蒲提取的 α-细辛醚抗癫痫大发作亦有较好疗效,使发作次数减少,脑电图改善。

2. 抗炎、抗菌作用:大多数开窍药还具有消肿止痛功效,常用于疮疡肿毒的治疗。此功效可能与其抗炎、抗菌及局部刺激作用有关。麝香抗炎作用比较明确。炎症早期,抑制血管通透性增加及白细胞的游走,减轻水肿。炎症后期,抑制肉芽组织的增生。麝香、冰片、苏合香、石菖蒲均有不同程度的抗菌作用。苏合香、冰片、樟脑能轻度刺激感觉神经末梢而产生止痛止痒作用。中药成方六神丸、冰硼散常用于治疗咽喉肿痛、口腔溃疡等。

3. 抗心绞痛作用：动物实验结果显示，苏冰滴丸(苏合香酯、冰片)能延长小鼠耐缺氧时间，并使心肌梗塞狗的冠状窦血流量回升，减慢心率，减少心脏动－静脉血氧差，降低心肌耗氧量。此复方并对实验性小鼠心肌缺血亚微结构改变有保护作用，且能对抗垂体后叶素引起心肌营养性血流量降低，使小鼠心肌对^{86}Rb的摄取率提高。麝香乙醚提取液能使麻醉狗血压下降，心率减慢，并能对抗异丙基肾上腺素引起的心率加快作用。苏冰增溶溶液在体外还能直接对抗去甲肾上腺素引起的家兔离体胸主动脉收缩。上述资料，为某些具有行气化瘀、温痛散寒功效的开窍药用于治疗心绞痛，提供了实验依据。据临床观察，人工麝香酮制剂、苏冰滴丸对缓解心绞痛，减轻胸闷等症状有一定作用。

表 18　开窍药主要药理作用总结表

药物＼作用	中枢神经系统		抗心绞痛	抗菌	其　他
	兴奋	抑制			
麝　香	±	+	+	+	兴奋子宫，抗炎，抗肿瘤，雄激素样作用
苏 合 香		+	+	+	局部刺激，刺激性祛痰
冰　片		+	+	+	轻度感觉神经刺激作用
樟　脑	+				局部止痒，镇痛，麻醉，祛痰
石 菖 蒲		+			降温，抗真菌，促进消化，弛缓肠管平滑肌痉挛

麝　香

本品为麝科动物麝 *Moschus moschiferus* L.等的成熟雄体脐下腺囊中之分泌物。性温，味辛，气芳香。具有开窍醒神、活血散结、催产下胎之功效。天然麝香含有麝香酮(muscone)、麝香吡啶、胆甾醇、脂肪酸以及含氮化合物(碳酸铵、尿素、氨基酸)和无机盐(钾、钠、钙、镁)等。麝香酮为其主要芳香成分并具有重要的药理活性。不同产地和质量不同的天然麝香，所含脂溶成分麝香酮含量不同，约 2.46% ~ 5.40%。麝香并含水溶性成分——多肽。

药理

1. 对中枢神经系统的作用：麝香走窜，能通诸窍之不利，开经络之壅遏，是开窍醒神之要药，是中医三宝——安宫牛黄丸、至宝丹、紫雪丹主药之一。其对中枢神经系统的作用，迄今尚无定论。动物实验表明，较大剂量的麝香酮可使小鼠活动减少，呈镇静状态；中毒量的麝香酮使小鼠四肢伏倒、震颤、闭目、呼吸抑制而死亡。麝香及麝香酮对戊巴比妥钠催眠作用的影响：小量时使小鼠睡眠时间缩短，大剂量麝香酮反而使睡眠时间延长。由此推测小量麝香可兴奋中枢神经系统，大剂量则抑制之。更多的资料表明，麝香及麝香酮多次给药，可使戊巴比妥钠引起的大鼠睡眠时间缩短。其作用机理可能与其激活肝脏微粒体酶，从而加速戊巴比妥钠的代谢有关。实验证明，与对照组相比，麝香可使大鼠血及脑组织中的戊巴比妥钠浓度显著降低。麝香能协同士的宁的中枢兴奋作用，增加其毒性，使小鼠死亡率增加，但能对抗烟碱的毒性使小鼠死亡率减少。

2. 对心血管的作用：麝香因能活血散结，开经络之壅遏以止痛，《圣济总录》中已记述用于治疗厥心痛。现代临床用麝香酮制剂治疗心绞痛获得较好疗效。天然麝香乙醚提取物静脉注射使麻醉狗血压轻度下降,心率减慢,并能对抗异丙基肾上腺素心率加快作用。麝香对冠脉血流量的影响不一致,或使之增加或没有影响。麝香酮使小鼠心肌营养性血流量增加,对小鼠实验性心肌坏死有一定的保护作用;而麝香注射液对狗实验性心肌梗塞无明显影响。麝香及麝香酮使离体蛙心及兔心肌收缩力加强,但对猫及兔心乳头肌无兴奋作用。亦有报告,麝香使离体蟾蜍心脏兴奋,而麝香酮则使之抑制。

3. 抗炎作用:麝香具有明确的抗炎作用,对炎症早期及后期均有一定的抑制效果,而以对早期的作用更为显著。麝香水溶液明显抑制由乙酸引起的小鼠血管通透性增加及白细胞游走,减轻炎症早期的渗出和水肿。炎症后期,麝香水剂亦可抑制肉芽组织增生。用巴豆油引起小鼠耳部炎症,麝香水剂及醚溶部分均具有抑制作用。近来发现麝香尚具有免疫增强作用,其所含蛋白成分能增加 IgM 抗体,在有绵羊红细胞存在的条件下,使实验小鼠的脾脏明显增大,与天然牛黄合用,能增强对单核吞噬细胞系统的激活作用。麝香抗炎有效成分为多肽。

4. 其他作用:

① 兴奋子宫。麝香行经通络,用于胞衣不下和胎死宫内。麝香醇溶液对大鼠、兔、豚鼠之离体子宫均呈明显兴奋作用,使之收缩加强,紧张度持续上升,甚至痉挛。妊娠子宫较非妊娠子宫敏感。对小鼠子宫作用不明显。对家兔在位妊娠子宫,无论早妊还是晚妊者,均使之收缩加强。因能引起子宫痉挛,孕妇忌用。

② 抗肿瘤。麝香对离体小鼠艾氏腹水癌等癌细胞有破坏作用,对动物肿瘤组织的细胞呼吸有明显抑制效果,对正常组织的细胞呼吸也有一定的抑制作用。但对动物 S_{180} 肉瘤、艾氏腹水癌等肿瘤模型无抑制作用。

③ 抗菌。体外试管法发现麝香酊能抑制猪霍乱菌、大肠杆菌及金葡菌的生长。

5. 毒性作用:急性毒性实验,小鼠腹腔注射 1.5g/kg 天然麝香水温浸液,3 天内未见死亡,小鼠静注麝香酮乳剂,其 LD_{50} 为 172mg/kg。亚急性毒性实验,麝香酮 55.56mg/kg 腹腔注射,每日 1 次,共 20 天,可使大鼠红细胞减少,白细胞增加,肉眼观察,肝、脾均较对照组大,且边缘厚纯,停药一周后未见恢复正常。提示肝功能严重损害的病人慎用。

应用

1. 开窍醒神:含有麝香的安宫牛黄丸、至宝丹、紫雪丹为治疗热性病高热、神昏、惊厥抽搐的常用中成药。临床报道麝香及其复方制剂牛麝散、清热安宫丸(牛黄、麝香、水牛角为主药)用于抢救肝性脑病及其他原因引起的高热、昏迷、惊厥等症有一定疗效,可使症状得到改善。

2. 消肿散结:治疗疮肿毒、咽喉肿痛、跌打损伤,如六神丸、七厘散等。

3. 抗心绞痛:临床观察麝香酮制剂、麝香苏合丸等治疗冠心病患者,对缓解心绞痛胸闷等症状有一定效果。

19　补虚药

　　凡能补益人体气血阴阳之不足,以增强抗病能力,消除虚弱证候的药物,称为补虚药,或称补益药。补益即扶正培本。使用补益方药治疗虚证的方法,称为补益法,亦称扶正培本法或扶正培本治则。

　　虚证有气虚、血虚、阴虚、阳虚,补虚药亦可分为补气、补血、补阴、补阳药四类。补气药(益气药)主要是补益脾气、肺气和心气,用于气虚证;补血药(养血药)能补心、肝血虚,用于血虚证;补阴药(滋阴药)能养阴、滋液、润燥,用于肺、肝、肾、脾、胃阴虚证;补阳药(助阳药)能补助肾阳,用于肾阳虚证。

　　补虚药适用于各种病因引起的虚证。不仅用于气血阴阳不足的病证,以增强体质,消除衰弱症状,促进机体早日恢复健康,也可用于病邪未尽,正气已衰的病证,可在祛邪的药物中适当配伍补虚药,以增强机体的抗病能力,达到"扶正祛邪",从而战胜疾病。

　　补虚药的药理作用可归纳如下。

　　1.对免疫功能的影响:补虚药对非特异性免疫功能及特异性免疫功能经实验证明,均有增强的作用,这是补虚药扶正培本的药理作用的基础之一。

　　① 影响非特异性免疫功能。主要表现在以下二个方面:

　　升高外周白细胞。小鼠接受大剂量抗癌药环磷酰胺所致白细胞减少,党参、白术、熟地、白芍、枸杞子、鹿茸、补骨脂、天冬、女贞子等对此有一定保护作用。此外,人参、黄芪、阿胶等均有一定程度升高白细胞作用。灵芝亦能明显增加正常人及白细胞减少患者的白细胞。

　　增加网状内皮系统的吞噬功能。人参、刺五加、党参、黄芪、白术、当归、淫羊藿、枸杞子等许多药物有增强网状内皮系统的吞噬功能的作用,尤其是补气药,有较明显的效应。^{131}I化血浆蛋白胶体颗粒注入小鼠后,测定其在血液中的廓清速度,来了解巨噬细胞活力,发现党参、黄芪、白术和灵芝等均有增强巨噬细胞活力的作用。党参并能提高小鼠腹腔巨噬细胞对鸡红细胞的吞噬率和吞噬指数。黄芪多糖对巨噬细胞功能有促进作用。当归或阿魏酸能显著地促进小鼠单核吞噬细胞系统对刚果红的廓清率和增强腹腔巨噬细胞吞噬鸡红细胞的能力。体内巨噬细胞的吞噬功能受 cAMP 及 cGMP 比例变化的影响,cAMP 降低、cGMP 升高则巨噬细胞功能降低。黄芪煎剂可使小鼠血浆内 cAMP 升高,cGMP 降低。党参和甘草煎剂可使血浆内 cAMP 含量升高。说明黄芪、党参及甘草的作用可能与影响体内环核苷酸代谢有关。

　　此外,黄芪可增加病毒性诱生干扰素的能力,促进志愿者白细胞的干扰素诱生能力,抑制细胞 RNA 代谢。

　　② 影响特异性免疫功能。特异性免疫包括细胞免疫和体液免疫,它是人体在生活过程中接触抗原物质后产生的具有针对性的免疫防卫功能。

　　促进细胞免疫功能。中药补气方四君子汤、补血方四物汤、补阳方参附汤和补阴方六味地黄丸对细胞免疫和抗体形成功能均有促进作用。以上四方均可明显提高玫瑰花瓣形成试验、溶血空斑试验值。参附汤的醇提物对淋巴细胞转化有促进作用。参麦液对细胞免疫有调整作用。用 2,4-二硝基氯苯(DNCB)致敏,后用 DNCB 激发,再测两耳垂,其差量反映迟发型超敏反应(DHR)的强度。在致敏同时即开始注入参麦液,可明显减轻 DHR。当归补血汤对抗体形成有促进作用,但对玫瑰花瓣形成细胞(RFC)值无明显作用。如与女贞子、补骨脂合用,则明显提高 RFC 值。上述结果表示女贞子、补骨脂能增强当归补血汤的作用。由此可见,对某些气血不足的病例,单用补气养血疗效不佳时,加温补肾阳或滋阴药,加强益气生血功效,可进一步提高疗效。此外,人参、黄芪、五味子可提高健康人淋巴细胞转化率。党参、白术、茯苓组方治疗银屑病、囊肿性痤疮有较好疗效,可使玫瑰花瓣形成率及植物血凝素诱发淋巴细胞转化率显著上升,认为上述药物有促进细胞免疫作用。淫羊藿、女贞子、苡仁、土茯苓、首乌、沙参组成的免疫Ⅱ号,对鼻咽癌病人近期淋巴细胞转化率有一定提高作用。

③ 增强体液免疫的功能。人参能改善机体免疫状况,提高 γ-球蛋白、IgM 含量。正常人服黄芪后血中 IgM、IgE 及 cAMP 显著增加,唾液 SIgA 显著下降。黄芪多糖对体液免疫功能有促进作用。党参、白术、茯苓(即四君子汤减去甘草)能使血清 IgG 含量显著上升。枸杞子、女贞子等亦有增强体液免疫作用。

2. 对机体适应性的影响:补虚药能提高机体的适应性,能增强机体对各种有害刺激的非特异性抵抗能力,使紊乱的机能恢复正常。有人称此作用为"适应原"样作用(adaptogen)。人参可使硝酸钴引起的红细胞增多恢复正常,也能使苯肼导致的红细胞减少升高,表现出双向调节作用。玉屏风散及其主药黄芪,以溶血空斑试验(PFC)为实验指标,在免疫反应偏低时,可使之升高;反应偏高时,反而使之降低,说明玉屏风散或黄芪对 PFC 免疫反应亦有双向调节作用。生地、玄参、麦冬、龟板具有调整"阴虚"动物模型的核酸合成率的作用,当用于核酸合成率高于正常时能使之降低,用于核酸合成率低于正常时能使之升高。

3. 对内分泌系统的影响:大多数临床虚证的患者,在病理形态上往往可见内分泌腺变性或萎缩,垂体前叶、肾上腺皮质、甲状腺、睾丸或卵巢均呈现不同程度的退行性变化。其他组织细胞也发生萎缩、变性。这是器官、组织机能不全的物质基础。病情较重的虚证可见具有特殊功能的主质细胞变性、萎缩,代之以纤维结缔组织,以致整个器官功能不全。人参可通过下丘脑和(或)垂体分泌 ACTH,从而增加肾上腺皮质的 cAMP,通过 cAMP 刺激皮质类固醇激素在肾上腺内的合成与分泌。刺五加对大鼠肾上腺皮质系统也有兴奋作用,对性腺功能有促进作用。党参能明显升高小鼠血浆皮质酮水平。实验证明,人参、党参皂甙及 V 提取物(见党参节)的作用部位不是在肾上腺皮质,而是在垂体或垂体以上水平。甘草、甘草甜素和甘草次酸有去氧皮质酮样作用和糖皮质激素样作用。

人参能兴奋垂体分泌促性腺激素,加速大鼠的性成熟过程,或使成熟雌性大鼠的动情期延长。淫羊藿、冬虫夏草等有雄性激素样作用,补骨脂干粉有极弱的雌激素样作用。

4. 对物质代谢的影响:人参对糖代谢和脂质代谢均有调节作用;人参的蛋白合成促进因子(prostisol)能促进蛋白蛋、DNA、RNA 的生物合成,增高白蛋白及 γ-球蛋白含量。刺五加能调节血糖,促进核酸及蛋白质合成和胆固醇在肝脏中的生物合成。黄芪能增强细胞的生理代谢作用,促进血清和肝脏蛋白质的更新。对蛋白质代谢的促进作用可能是"扶正"药物药理作用的另一个重要部分。当归对实验性动脉粥样硬化的病理过程有某些保护作用,并有抗维生素 E 缺乏作用。何首乌有降低胆固醇及抗动脉硬化的作用。

给小鼠多次皮下注射氢化可的松造成"阳虚"模型,动物的肝、脾内核酸含量均降低,加服补阳药附子、肉桂、肉苁蓉及仙灵脾合剂,肝、脾核酸含量则不降低。用甲状腺素和利血平给小鼠多次注射,造成"阴虚"模型,用^{3}H－胸腺嘧啶脱氧核苷及^{3}H－尿嘧啶作掺入实验,对照动物肝、脾核酸合成率增加,而给滋阴药生地、麦冬、玄参、龟板合剂的动物,肝、脾核酸合成率降低。当实验第 10 天,动物肝、脾核酸合成率出现降低,滋阴药则可使其升高。这说明某些助阳药和滋阴药对激素引起的肝、脾核酸代谢障碍有调整作用。又如补阳药(附子、锁阳、淫羊藿、菟丝子)能提高 DNA 和 RNA 的合成率;滋阴药(麦冬、生地、玄参、龟板)能使细胞内 DNA 和 RNA 合成率降至正常。

5. 对心血管系统的作用:主要是增强心肌收缩力,扩张血管和降压作用。亦有抗心肌缺血及抗心律失常作用。人参、生脉散、参附汤、黄芪、灵芝、芍药、鹿茸、补骨脂等均有强心作用;人参、党参、黄芪、当归、芍药、鹿茸、淫羊藿、补骨脂、麦冬等能扩张冠状血管或外周血管,使血流量增加。人参制剂对刺激兔下丘脑合并心肌缺血引起的频发性室性早搏为主的室性心律失常有明显抑制作用。并能改善心肌缺血性心电变化及减轻心肌缺血的损伤。黄芪对各种麻醉动物均能使血压下降,同时后肢血管阻力亦下降,并能显著降低冠状血管、脑血管、肠血管阻力。党参对多种动物亦有降压作用,能提高麻醉猫心泵血量而不影响心率,并能增加脑、下肢和内脏血流量及扩张小鼠肠系膜微血管并增加血流量。此外,人参、刺五加、当归、芍药、枸杞子、鹿茸、淫羊藿等均有降压作用。上述补虚药对心血管的作用是治疗心力衰竭、休克、冠心病、血栓闭塞性脉管炎等疾病的药理基础。

6. 强壮作用:人参能提高机体的脑力和体力劳动能力,有减轻疲劳的作用,提高思维活动和体力劳动效率。鹿茸能提高机体的工作能力,改善睡眠和食欲,降低肌肉疲劳。大枣、白术、肉苁蓉等都能增加实验动物体重和增强肌力。六味地黄丸能增加正常动物体重和体力。

7. 对造血系统的影响:骨髓造血功能减退表现为红细胞及/或白细胞减少、贫血。白细胞减少症等疾病,在中医辨证上多属血虚、气虚、甚则为阳虚证,用补血、补气、补阳药有一定疗效。现已证明人参、刺五加、党参、黄芪、当归、阿胶、鹿茸等有促进造血功能的作用。

从上述资料可以看出,补虚药中各类药物的作用有共同之处。补虚药通过提高机体免疫能力,以提高机体抵抗和祛除病邪的能力;并能调节和促进核酸、糖、蛋白质、脂质等物质代谢和能量代谢;对内分泌系统的影响及改善机体对内外环境的适应能力;增强机体解毒功能和改善造血系统功能;提高机体工作能力等,这与中医临床用补虚药治疗先天不足、体质虚弱、久病伤正、年老体衰的各种虚证是相符的。

人 参

本品为五加科人参属植物人参 *Panax ginseng* C．A．Mey.（*Panax schinseng* Nees）的根,野生者称野山参,栽培的称园参。鲜园参洗净晒干后为"生晒参";经水烫、浸糖水内而后干燥的称"白参"或"糖参";蒸熟后晒干或烘干的称"红参"。参叶、参花、参果、参须均入药。产于朝鲜者称"高丽参"或"别直参";产于北美洲的同属植物为"西洋参"。性温,味甘、微苦。功效大补元气,补益脾肺,固脱,生津,安神益智。人参中含有 13 种以上的皂甙,其总皂甙称为人参皂甙 Rx（ginsenoside Rx）,单体有人参皂甙 Ro、Ra、Rb$_1$、Rb$_2$、Rb$_3$、Rc、Rd、Re、Rf、Rg$_1$、Rg$_2$、Rg$_3$、Rh$_1$、Rh$_2$ 等。人参皂甙水解后,最后生成皂甙元人参二醇、人参三醇及齐墩果酸。皂甙是人参生物活性的物质基础。此外尚含有多种氨基酸、糖类及人参特殊香味的 β－榄香烯（β－elemene）与人参炔醇（panaxynol）等挥发性成分。人参中还含有人参

表 19 – 1　补虚药主要药理作用总括表

分类	药物	增强单核巨噬细胞系统内吞功能	升高外周WBC	增强细胞免疫	增强体液免疫	提高机体适应性	垂体肾上腺皮质系统	性腺	降血糖	蛋白质代谢	降血脂	强壮作用	强心	扩张冠状血管	扩张脑血管	扩张外周血管	降压	RBC	Hb	WBC	其他
补气药	人参	+	+	+	+	+	+	+	+	+	+	+	+	+	+	+	+	+	+	+	利尿,抗溃疡病,抗衰老
	刺五加	+	+	+	+	+	+	+	+	+	+	+	+	+	+	+	+	+	+	+	镇痛,抗炎,提高肠管紧张性和收缩性
	黄芪	+	+	+	+	+										+	+	+	+	+	利尿,抗血凝,抗菌
	党参	+			+		+		+							+	+	+	+	+	
	白术	+		+						+									+		解毒,抗炎,抗免疫,抗溃疡,镇咳,祛痰,解痉,镇痛
	甘草						+														
补血药	当归	+				+					+			+	+	+	+	+	+	+	抗菌,子宫作用,镇痛,解热
	熟地	+	+	+					+		+									+	利尿,抗黄菌
	何首乌			+							+					+				+	抗菌
	白芍	+	+	+	+												+				
	阿胶			+										+		+	+	+			镇静,镇痛,抗惊厥,解热,抗溃疡,抗炎,抑制血小板聚集
补阳药	鹿茸	+					+					+	+					+	+	+	
	淫羊藿	+	+	+	+	+	+	+								+	+	+	+	+	抗菌,抗疹,镇咳祛痰,平喘
	补骨脂	+	+	+	+		+	+						+		+	+	+	+	+	抗菌,抗疹,镇咳祛痰,增强皮肤光敏作用,促进黑色素细胞代谢,抗菌
补阴药	麦冬	+				+			+		+	+	+	+		+			+	+	抗菌
	枸杞子	+	+	+	+															+	利尿
	女贞子	+	+	+	+												+			+	抗菌,利尿
	山茱萸				+												+			+	

注: +表示阳性作用。

酸、维生素、黄酮类。还含有镁、铝、磷、钾等无机物质。

人参根中提得一个有效部位,称蛋白合成促进因子(prostisol),主要含人参皂甙 Rb_1、Rb_2、Rc、Rg_1 等。人参茎叶、参须、参花、参果、参芽等含有与根类似的活性成分。

药理

1. 对中枢神经系统的作用:《神农本草经》记载人参能"补五脏,安精神,定魂魄,止惊悸……",故可治气血两亏,心神不安的心悸怔忡,失眠健忘。人参能加强大脑皮质的兴奋过程和抑制过程,使兴奋和抑制二种过程得到平衡,使紧张造成紊乱的神经过程得以恢复。人参皂甙 Rb 类有中枢镇静作用,Rb_1、Rb_2、Rc 混合皂甙有安定作用,Rg 类有中枢兴奋作用。人参皂甙小剂量主要表现为中枢兴奋作用,可增加小鼠和大鼠的自发活动,缩短戊巴比妥钠引起小鼠的睡眠时间。大剂量则转为抑制作用。

人参能提高人的脑力劳动和体力劳动能力,对抗疲劳,提高思维活动和体力劳动效率。可改善老年人的大脑功能,特别在注意力集中及长时间思考能力方面有改善,对智力、记忆力减退及思维迟钝有精神兴奋作用。对电报员进行翻译密码能力试验,用人参浸膏者译码能力提高 12%,误译数减少 51%,人参能显著延长小鼠游泳持续时间。另外,用爬绳法、奔跑法、蹬轮法等均证实,人参有抗疲劳作用。人参皂甙 Rg_1 抗疲劳作用显著。

2. 对机体适应性的作用:人参能增强机体对有害刺激的防御能力,加强机体适应性。对物理的、化学的、生物的各种有害刺激有非特异性的抵抗能力,使紊乱的机能恢复正常,有人称之为"适应原"样作用。人参制剂对狗急性失血性休克可使血压回升;又可使高血压患者恢复正常。人参既能阻止 ACTH 引起肾上腺肥大,又可阻止可的松引起肾上腺萎缩;可防止甲状腺素引起的甲状腺机能亢进和 6 - 甲基硫氧嘧啶导致的机能不足;既能降低饮食性的高血糖,也能升高胰岛素引起的低血糖。

3. 对免疫功能的作用:人参能增强机体免疫功能,可使家兔白细胞增加,白细胞中以大单核细胞增加较多,可防治多种原因引起的白细胞下降;并能增强网状内皮系统的吞噬功能。人参可提高健康人淋巴细胞转化率和 γ - 球蛋白、IgM 的含量,从而改善机体免疫功能。

4. 对心血管系统的作用:

① 调节心脏机能。对多种动物心脏,人参浸剂小剂量能提高其收缩力,高浓度则减弱心收缩力并减慢心率。红参醇提液和水浸液使离体蛙心收缩加强,最后停止于收缩期;对犬、兔、猫在位心,可使收缩增强,心率减慢,并对心肌膜 - ATPase 活性有抑制作用(表 19 - 2),与强心甙相似。人参能减弱或消除由氯仿 - 肾上腺素引起的心律失常;改善猫、兔心室纤颤

表 19 - 2　生脉液对大鼠和豚鼠心肌膜 - ATPase 活性的抑制作用

内 容 动 物	对 照 组		0.1ml		0.2ml		0.3ml	
	酶活性	%*	酶活性	%*	酶活性	%*	酶活性	%*
大 鼠	7.73 ± 0.67	0	7.03 ± 0.72	9.1	5.61 ± 0.60	27.4	4.17 ± 0.61	46.1
豚 鼠	6.94 ± 0.69	0	6.33 ± 0.42	8.8	5.06 ± 0.79	27.1	4.53 ± 0.71	34.8

大鼠酶液用 Epstein 法制备,豚鼠酶液用 Frasad 法制备。* 抑制百分率。

时的心跳无力状态。人参对刺激兔下丘脑合并心肌缺血引起的频发性室性早搏为主的室性心律失常有明显抑制作用。人参皂甙静脉注射能显著降低麻醉狗的血压、心率和 dp/dt max,反映心肌耗氧的"张力时间指数"显著减少,肾血流量减少 66.7%,肾血管阻力显著增高。在结扎兔冠脉前降支引起的 ST 异常改变,人参组 ST 段偏移总数(εST)、ST 段异常抬高和降低的导联数(NST)都明显低于对照组,表明人参可减轻心肌缺血的损伤,缩小心肌梗塞范围。

② 扩张或收缩血管。人参对血管有先收缩后扩张、小量使血管收缩、大量使血管扩张的作用。对动物冠状动脉、脑血管、眼底血管有扩张作用。还能扩张麻醉猫的软脑脊膜血管,改善脑循环。人参皂甙 Re、Rg、Rb$_2$、Rc 对狗血管有扩张作用。

③ 调整血压。小剂量人参能使犬血压升高,可能与肾和脾的体积缩小,内脏血管收缩有关,较大剂量则出现暂时性的降压作用。治疗剂量对病人的血压无明显影响。7 种人参皂甙的降压作用,以 Rg$_1$ 为最强,降压前先有血压微升。Rg$_1$ 等的降压作用不被阿托品、酚胺唑啉和心得安所阻断。人参水浸膏使麻醉犬血压下降,且血浆中组胺浓度比静注 $10\mu g/kg$ 组胺所达到的水平还高,认为人参降压是由于组胺释放。对麻醉犬的降压作用有快速耐受性。

④ 抗休克。人参使过敏性休克和烫伤性休克动物的生存时间明显延长。对大量失血性急性循环衰竭动物,可使心收缩幅度和心率显著增加。在心机能衰竭时,强心作用更为显著,生脉散对狗急性失血性休克有升压作用;对在位兔心能使收缩加强。生脉散使家兔实验性心源性休克肠系膜微循环障碍程度和死亡率明显低于对照组。用橄榄油静脉注射造成家兔急性心功能不全,生脉散预先给药组存活率显著高于对照组。在各种形式的缺氧环境下,生脉散可提高动物耐受能力,延长存活时间。使缺氧的大鼠心肌中糖原、RNA 含量较对照组明显增加,乳酸明显降低,ATP 含量酪有上升。生脉散能显著提高小鼠缺血心肌 DNA 的合成率。上述作用对促进心肌细胞恢复及保护在缺氧条件下的心肌细胞有重要意义。

5. 对内分泌的作用:

① 影响垂体 - 肾上腺皮质系统的作用。人参能使正常和切除一侧肾上腺大鼠的肾上腺肥大,并使其抗坏血酸和胆固醇含量降低,嗜酸性白细胞增多,使尿中 17 - 酮类固醇排出量增加,显示人参具有兴奋肾上腺皮质作用(表 19 - 3)。人参有明显的抗应激作用,对应激反

表 19 - 3 人参皂甙对血浆 ACTH 和皮质酮的作用

注射后时间（分）	ACTH(0.1ng/dl)		P	皮质酮($\mu g/dl$)		P
	注射生理盐水*	注射皂甙**		注射生理盐水*	注射皂甙**	
0***	93 ± 21	—	—	4.6 ± 2.1	—	—
30	96 ± 34	1250 ± 50	<0.001	12 ± 8	48 ± 3	<0.02
60	48 ± 6	1430 ± 280	<0.01	0.9 ± 0.6	52 ± 5	<0.001
90	133 ± 27	750 ± 110	<0.01	6.8 ± 3.2	51 ± 5	<0.01

*生理盐水 0.5ml;**R$_X$7mg/100g,腹腔内注射;***0 时为 6 只未经注射的大鼠。

应警戒期的各种表现,如肾上腺增生、肾上腺内维生素 C 和胆固醇含量降低、尿中 17 - 酮类固醇排出增加、肌肉内 ATP 和糖原、磷酸肌酸含量降低、乳酸含量增加、血清蛋白含量降低、白蛋白/球蛋白比值增高等。人参能预防和纠正上述各项生化指标的改变。当动物处于应激反应衰竭期时,肾上腺明显萎缩,其中胆固醇含量显著降低,胸腺、脾、肝、肾及心脏的重量

相对降低。人参皂甙可阻止上述变化。人参能使肾上腺中 cAMP 含量迅速增加,摘除垂体后,不再增加,但给 ACTH 后 cAMP 含量明显增高。故认为人参主要通过下丘脑和/或垂体分泌 ACTH,从而增加肾上腺皮质的 cAMP,通过刺激皮质类固醇激素在肾上腺内的合成与分泌。而不是直接作用于肾上腺皮质。

人参茎叶制剂也能兴奋垂体－肾上腺皮质系统的功能。人参果皂甙可抑制给小鼠注射大量氢化可的松所致肾上腺皮质萎缩的发生,并能使大鼠肾上腺内维生素 C 含量明显降低,又使处于应激反应过程中明显下降的肾上腺内维生素 C 含量得以回升,起到了"保护"垂体－肾上腺皮质系统功能免于衰竭的作用。如将大鼠垂体切除,上述"调节"作用亦消失。

② 促性腺作用。人参可使去势大鼠出现交尾现象;使家兔睾丸中精子增多,且活动力增强,体外生存期延长,睾丸及副睾的重量增加。雌性小鼠服用朝鲜人参醇浸液后,其交尾期延长,子宫、卵巢重量增加,黄体激素增多。人参醇提取物能使去势大鼠前列腺及精囊重量增加。说明人参对雄性、雌性动物都具有性激素和促性腺激素样作用。亦有报告人参本身不具有性激素样作用,但可能有促性腺激素样作用。

6. 对物质代谢的作用:

① 影响糖代谢。人参对正常血糖及因注射肾上腺素和高渗葡萄糖引起的高血糖均有抑制作用。人参对实验性糖尿病犬,可改善一般症状,降低血糖,但不能完全纠正四氧嘧啶糖尿病狗的代谢障碍。对四氧嘧啶所致大鼠高血糖可使之降低,但不能阻止其发病和死亡。

② 影响蛋白质代谢。人参蛋白合成促进因子能促进蛋白质、DNA、RNA 的生物合成,提高 RNA 多聚酶的活性,提高血清蛋白合成率,增高白蛋白及 γ－球蛋白含量,促进骨髓细胞的分裂,使红、白细胞有上升趋势。人参皂甙能促进动物生长,体重增加,可能与促进蛋白质和 RNA 合成作用有关(表 19－4,表 19－5)。

③ 影响脂质代谢。人参皂甙可促进脂质代谢,能促进大鼠肝内胆固醇及血中脂蛋白的生物合成,但当动物高胆固醇血症时,人参及其皂甙均能使其降低。人参能抑制家兔高胆固醇血症的发生,而且能预防动脉粥样硬化的形成。

7. 其他作用;人参可使家兔红细胞、白细胞和血红蛋白增加,白细胞中以大单核细胞增加较多。人参可减轻辐射对造血系统的损害。

表 19－4　人参茎叶皂甙(GSL)对未成年大鼠体重增长的影响

(每组 8 只动物)

组　　别	给药前平均体重 (g/鼠)	给药后平均体重 (g/鼠)	体重增长数值 g/100g 体重($\overline{x} \pm SE$)	P 值
1. 对　　照	98	135	39 ± 2.49	
2. GSL10mg/kg	99	148	50 ± 2.13	< 0.01
3. GSL20mg/kg	97	148	51 ± 3.39	< 0.02
4. 对　　照	86	122	42 ± 2.97	
5. GSL20mg/kg	86	121	40 ± 3.24	
6. GSL40mg/kg	87	132	51 ± 1.61	< 0.05
7. GSL80mg/kg	84	131	57 ± 4.27	< 0.01

注:1～3组腹腔注射给药,4～7组灌胃给药,每天给药一次,共给药 7 天,待末次给后 24 小时称重。

表 19-5　人参茎叶皂甙(GSL)对大鼠肝脏和肌肉组织中蛋白质、RNA、DNA 及

脂肪含量(mg/g 湿组织 $\overline{x}$ ± SE)的影响

(每组 8 只雄性大鼠)

组别	体重增加数值 g/100g 体重	蛋 白 质		RNA		DNA		脂 肪	
		肌	肝	肌	肝	肌	肝	肌	肝
对照	50 ± 2.1	65 ± 4.6	64 ± 4.2	12.1 ± 0.13 ***	12.7 ± 1.35	1.08 ± 0.17	2.97 ± 0.27	5.60 ± 0.03 ***	15.32 ± 0.21
GSL 100mg/kg	65 ± 2.2**	79 ± 9.1	75 ± 8.1	28.0 ± 0.51 ***	17.1 ± 2.05 **	1.43 ± 0.11	3.34 ± 0.41	5.31 ± 0.04 ***	15.30 ± 0.32 ***
GSL 20mg/kg	74 ± 6.4**	84 ± 4.2**	85 ± 6.1*	26.1 ± 0.40	19.1 ± 1.65	1.37 ± 0.09	3.26 ± 0.33	4.90 ± 0.03	6.60 ± 0.15

注：与对照组比较。* $P<0.05$；** $P<0.01$；*** $P<0.001$。

人参对大鼠及家兔肝脏有保护作用,能增强肝脏解毒功能,影响肝药酶的活性。

人参皂甙 Rh_2 有抑制癌细胞生长的作用。

8. 毒性作用：人参毒性很小,小鼠口服人参根粉的 LD_{50} 在 5g/kg 以上；小鼠皮下注射人参浸膏的 LD_{50} 为 16.5ml/kg；小鼠分别口服人参 100、250、500mg/kg,连服一个月未见异常。长期给大鼠人参浸膏没有任何不良反应,也无致畸作用。人内服 3% 人参酊 100ml,仅感轻度不安和兴奋。如内服 200ml,可出现玫瑰疹、瘙痒、头痛、眩晕、体温升高等不良反应,出血是人参急性中毒的特征。

应用

1. 大补元气：大失血或急、慢性疾病所致虚脱,可用独参汤以补气固脱；如阳气衰微,四肢厥冷者可配附子以益气回阳；如气阴衰微、汗多口渴者,配麦冬、五味子(生脉散)以益气敛阴。用独参汤抢救急性肾炎合并重度心力衰竭,口服有明显疗效。生脉注射液用于临床危重病人有效。独参汤与四逆生脉合剂治疗急性心肌梗塞并发心源性休克及单纯心源性休克,能维持血压稳定。参附注射液对心脏病及各型休克和低血压患者,用药后多数患者血压恢复正常水平。生脉注射液能改善冠心病心绞痛患者左心室功能,其正性肌力作用与西地兰对心脏的作用相似；对急性心肌梗塞患者,使射血前期(PEP)显著延长,左室射血间期(LVET)显著缩短,电机械收缩时间(QS_2)缩短,PEP/LVET 比值比正常人增加；对缓慢型心律失常有一定疗效。

2. 补益脾肺：人参流浸膏用于治疗胃酸不足、胃酸缺乏性胃炎及慢性胃炎患者,能使胃液酸度增高,大多数患者食欲不振及消化不良症状改善。复方参红糖浆(人参叶、满山红叶、枸杞子)治疗慢性气管炎、肺心病 100 例有一定疗效。

3. 安神益智：人参对各型神经衰弱均有疗效,使体重增加,全身虚弱、头痛、失眠及食欲不振等症状消除。对衰弱状态亦有一定治疗作用。对植物神经失调及阳萎有效。对内外科恢复期病人亦有强壮作用。

4. 其他方面：人参浸膏可使轻型糖尿病患者尿糖减少,血糖降低,停药后疗效持续 2 周以上。

抗肿瘤。曾以 Prostisol 并用抗癌药对 101 例癌症患者进行治疗有一定疗效,使患者食欲、体重、血象改善,丙种球蛋白、IgM 含量增高,网状内皮系统功能增强。

人参使低蛋白血症患者血浆蛋白明显增加,红细胞也有增加,对白细胞减少也有疗效。

党 参

本品为桔梗科植物党参 *Codonopsis pilosula* (Franch.) Nannf. 的根。产于山西的栽培品称潞党参,野生于山西五台山等地的称"台党"。此外,川党参 *C. tangshen* Oliv.、管花党参 *C. tubulosa* Kom.、新疆党参 *C. clematidea* Clarke 的根亦作党参用。性微温,味甘。功能补中益气,养血生津。党参化学成分分为五个部分:Ⅰ. 石油醚、氯仿脂溶提取物分得蒲公英萜醇乙酸酯(taraxeryl acetate)和木栓酮(friedelin);Ⅱ. 醋酸乙酯提取物;Ⅲ. 皂甙 Ⅳ. 碱性氯仿提取物分得正丁基脲基甲酸酯(n-butyl allophanate);Ⅴ. 水溶性提取物分得多糖、菊糖、果糖及 17 种氨基酸(包括人体必需的 7 种氨基酸)和 14 种无机元素(包括人体必需的 7 种微量元素)。川党参根尚含挥发油、黄芩素葡萄糖甙(scutellarain glucoside)等。新疆党参根尚有党参碱(codonopsine)、党参次碱(codonopsinine)。

药理

1. 增强机体免疫的作用:^{131}I 化血浆蛋白胶体颗粒注入小鼠后测定其在血液中的廓清速度,发现党参能增强巨噬细胞的吞噬活力。其煎剂给小鼠灌胃,能提高腹腔巨噬细胞对鸡红细胞的吞噬率及吞噬指数。每日给小鼠灌胃 1.0ml,给药 1 天即可见吞噬活力有显著增加,给药 2 天吞噬活力达到最高值。给药 7 天后停药 6 天,增加的吞噬能力仍未见明显降低,表示增强吞噬活力维持时间较长。党参、白术、茯苓组方,给予银屑病和囊肿性痤疮患者内服后,能使外周血淋巴细胞的自然玫瑰花瓣形成率及植物血凝素诱发淋巴细胞转化率显著上升,说明上述药物有促进细胞免疫作用(表 19-6)。同时使患者血清 IgG 含量较显著上升,能提高体液免疫功能。

表 19-6 用药前后自然玫瑰花形成率及淋巴细胞转化率比较

项 目		例 数	最小值-最大值(%)	平均值±SD(%)	SE	t 测验
自然玫瑰花形成率	用药前	20	20~41	31.1±5.0	1.3	t=6.892
	用药后	20	33~60	47.3±8.7	1.9	P<0.01
淋巴细胞转化率	用药前	20	33~67	46.8±12.9	2.9	t=2.275
	用药后	20	34~80	55.8±12.1	2.7	P<0.05

2. 对机体应激性的作用:党参制剂可使小鼠抗高温和低温能力明显提高,延长小鼠游泳时间和防治大鼠因松节油引起的白细胞增多;可使缺氧状态下小鼠存活率提高近一倍。其煎剂给小鼠灌胃,连续 3 天后,用 γ 射线一次照射,其存活率比对照组略有提高。

3. 对垂体-肾上腺皮质系统的影响:党参煎剂灌胃,腹腔或皮下给药,均能明显升高血浆皮质酮水平。党参的Ⅱ、Ⅲ、Ⅴ提取部分静脉给药,能升高小鼠血浆皮质酮水平。实验证明,Ⅲ(皂甙)及Ⅴ(水溶性部分)的作用部位不是在肾上腺皮质,而是在垂体或垂体以上水平。

4. 对心血管系统的作用:党参可使动物血压下降,乃扩张外周血管所致。党参提取物给麻醉猫静脉注射,能提高心泵血量,使脑、下肢及内脏血流量增加,但对心率无明显影响。

5. 对消化系统的作用:党参煎剂对离体豚鼠回肠有抑制和兴奋二种作用,并能不同程度对抗乙酰胆碱、5－羟色胺、组胺和氯化钡的作用。党参皂甙对上述激动剂,除乙酰胆碱外,均有明显对抗作用。潞党参的甲醇提取物在 10^{-3} g/ml 浓度时,能促进离体豚鼠回肠段的收缩和自发运动,低于此浓度时无明显作用。四君子汤对离体兔小肠运动呈抑制性影响,其抗乙酰胆碱作用表现在使肠管运动的紧张性下降,而不抑制收缩力;并有明显抗组胺作用。

6．其他作用:党参的醇、水浸膏口服或皮下注射可使家兔红细胞及血红蛋白增加,中性白细胞增加,淋巴细胞减少,摘除脾脏后,此作用显著减弱。可使因放射线疗法及化学治疗引起的白细胞下降升高。

党参煎剂对小鼠血浆及肝、脾组织内 cAMP 含量升高,肝组织内 cAMP 含量降低,提示党参的作用可能与体内环核苷酸代谢有关。

潞党参甲醇提取物给口给小鼠,对醋酸引起的扭体反应有明显抑制作用。对角叉菜胶引起的大鼠足蹠炎性水肿亦有明显抑制作用。党参煎剂给小鼠灌胃,能防止巴豆油引起的耳部水肿。

7．毒性作用:毒性很小。每天每只大鼠皮下注射 0.5g 党参注射液,连续 13 天,无任何毒性反应,一般临床应用无不良反应。

应用

本品能补中益气,和脾胃,除烦渴,为滋养脾胃之要药。

1．用于脾胃虚弱,食欲不振,大便稀溏、津液不足,口干舌燥等证:常配茯苓、白术、炙甘草、山药等。

2．用于肺气虚弱,咳嗽气急:常配五味子等,能益肺气。

3．用于血虚体弱:常与补血药同用,可补气生血。

近年党参用于神经官能症、血液及造血系统疾病、溃疡病等有一定疗效。

本品功能与人参相似而较弱,一般作为人参代用品。

黄　芪

本品为豆科植物膜荚黄芪 *Astragalus membranaceus* (Fisch.) Bge. 或内蒙黄芪 *A. mongholicus* Bge. 的根。性微温,味甘。功能补气升阳,益卫固表,利水消肿,托疮生肌。为临床各科应用较广的中药之一。黄芪内含糖类、多种氨基酸、蛋白质(6.16～9.9%)、胆碱、甜菜碱(betaine)、叶酸、维生素 P、淀粉酶。内蒙黄芪中含亚油酸、亚麻酸、β－谷甾醇,后又提得一种黄芪多糖(astragalan)。从内蒙黄芪的水提液中分离得到两种葡聚糖 AG－1、AG－2 和两种杂多糖 AH－1, AH－2。本品中含微量元素硒及铁、钙、磷、镁等。此外,还分出 2′,4′－二羟基－5,6－二甲氧基异黄烷(2′,4′－dihydroxy－5,6－dimethoxyisoflavane)及 3－甲基鼠李柠檬素(熊竹素 kumatakenin)。

膜荚黄芪及内蒙黄芪中含有降压的有效成分为 γ－氨基丁酸(γ－amino butyric acid, GABA)。

药理

1．增强机体免疫功能的作用:黄芪水煎剂给小鼠口服,有增强网状内皮系统吞噬功能的作用,如与灵芝、党参合用,此作用更加明显;上述药物与利福平合用,使感染结核杆菌小鼠的死亡率较单用利福平时有明显降低,半数死亡时间亦延长。黄芪对小鼠肺巨噬细胞的吞噬功能有增强作用。正常人服黄芪后血中 IgM、IgE 及 cAMP 增加显著,唾液 SIgA 服药后显著下降;黄芪注射液对慢性气管炎患者能使其血清 IgG、IgA、IgM 升高。在不同条件下进行实验,证明黄芪对小鼠Ⅰ型副流感病毒感染确有轻度的保护作用。1281 人(主要为易感者)的对比试验表明,黄芪加干扰素预防感冒的效果比单独使用干扰素为高,发病率降低,病程缩短更为明显。黄芪对病毒并无明显的灭活作用,但黄芪对病毒引起的细胞病变有一定的抑制作用,这是由于黄芪通过细胞抑制了病毒的繁殖。黄芪可以增加病毒诱生干扰素的能力。黄芪及黄芪多糖能使动物脾内浆细胞增生,促进抗体合成,对体液免疫功能有促进作用。用黄芪水煎剂灌胃使腹腔巨噬细胞吞噬羊红细胞(SRBC)的百分率和吞噬指数均显著提高。以溶血空斑试验法 PFC 为指标,证明玉屏风散及黄芪对免疫反应具有双向调节作用,即在免疫反应偏低时,全方及黄芪可使之升高;反应偏高时,可使之降低。对免疫细胞中环核苷酸含量的影响很可能是它们调节 PFC 作用的一个环节。故黄芪对免疫功能不仅有增强作用,还有双向调节作用,可以认为黄芪是一种免疫调节剂。黄芪的"补气"、"扶正"的作用与增强和调节机体免疫功能,提高机体抗病能力,维持机体内环境的平衡密切相关。

2. 促进机体代谢作用:黄芪水煎剂每日给小鼠灌胃,共 3 周,其体重增加与发育情况较对照组为良好。小鼠空腹游泳时间黄芪组比对照组延长一倍。黄芪在细胞培养中,可使活细胞数明显增多,细胞生长旺盛,寿命延长。电镜观察,可见次级溶酶体的髓膜样结构增多,表明溶酶体的作用增强。组织化学研究,可见培养细胞的糖元颗粒、酸性磷酸酶和琥珀酸脱氢酶有明显的增加,说明黄芪可使细胞的生理代谢增强。用四氯化碳引起小鼠及家兔急性中毒,黄芪有保护小鼠肝脏防止肝糖元减少的作用;使兔血清总蛋白和白蛋白量增加。黄芪煎剂可使小鼠血浆内 cAMP 升高,cGMP 降低。提示黄芪可能通过细胞内 cAMP 及 cGMP 的调整作用,影响细胞的生理代谢。黄芪煎剂给小鼠灌胃,能显著增加^{3}H - 亮氨酸掺入血清、肝脏蛋白质的速率,而对蛋白质含量无影响,提示黄芪可以促进血清和肝脏蛋白质的更新。对蛋白质代谢的促进作用可能是黄芪"扶正"药理作用的另一个重要方面。

3. 利尿作用及抗实验性肾炎的作用:黄芪煎剂或浸膏对实验动物(大鼠、兔、犬)及正常人均有明显的利尿作用。

黄芪对大鼠肾毒血清性肾炎有预防作用。如用黄芪粉口服 3 天后,注射肾毒血清,可使尿中蛋白量显著较对照组为低,肾脏病理改变亦减轻,并能延迟尿蛋白与高胆固醇血症的发生。

4. 对心血管的作用:

① 强心。黄芪对正常心脏有加强其收缩的作用,对于因中毒或疲劳而陷于衰竭的心脏,其强心作用更加显著。黄芪注射液(100%)有收缩加强和加快兔离体心脏作用。

② 降压。黄芪煎剂、水浸剂、醇浸剂,皮下或静脉注射于麻醉动物(犬、猫、兔),均可使血压下降,且作用迅速,持续时间短暂。降压作用据称为直接扩张外周血管所致。降压的主要成分为 γ - 氨酪酸(γ - 氨基丁酸 GABA),有人认为其含量可作为黄芪质量判断的一个指标。亦有人认为黄芪的血管效应不能以 GABA 全部代表,此点尚不完全统一。

此外,黄芪水煎剂对离体兔肠呈抑制作用。

5. 毒性作用:黄芪毒性很低,小鼠灌胃用至 100g/kg,无不良反应。

应用

黄芪为重要补气药。生用能益卫固表,利水消肿,托毒生肌;炙用能补气升阳。

1. 补气升阳:适用于气虚所致的倦怠乏力、短气多汗、便溏腹泻,及中气下陷、脱肛、子宫脱垂等证。亦用于崩漏失血和血虚气弱的病证。近年来,用黄芪注射液治疗胃及十二指肠溃疡,临床症状改善,部分病例溃疡愈合。黄芪建中汤加减,对本病也有一定疗效。用黄芪制剂可使白细胞减少症的白细胞上升,改善临床症状。

2. 益卫固表:用于虚汗证及感冒,易感冒者单服黄芪有防治作用。

3. 补气、利水消肿:用于气虚脾弱、水肿、小便不利。给具有典型脾虚症状的慢性气管炎患者单服黄芪,多数患者脾虚症状得到改善。黄芪与党参合用对肾炎性尿蛋白消退有一定疗效。在肾病综合征中用大量黄芪也可促进尿蛋白的消退。

4. 托毒生肌:用于疮痈脓成不溃或溃破后久不收口。

此外,用黄芪及黄芪丹参注射液治疗慢性迁延性肝炎和慢性活动性肝炎有较好的疗效。有效病例1~2月内谷丙转氨酶恢复正常。有部分病例HBaAg(补体结合法)转阴或滴定度下降。

甘　草

本品为豆科植物甘草 *Glycyrrhiza uralensis* Fisch. 及光果甘草 *G. glabra* Linn. 的根和根茎。性平,味甘。功能补益心脾,润肺止咳,泻火解毒,缓急,调和诸药。甘草中主要含甘草甜素(glycyrrhizin),即甘草酸(glycyrrhizic acid),是一种三萜皂甙。甘草甜素水解后生成一分子甘草次酸和二分子葡萄糖醛酸。光果甘草的根和根茎尚含去氧甘草次酸Ⅰ(deoxyglycyrrhetic acid Ⅰ)、去氧甘草次酸Ⅱ(deoxyglycyrrhetic acid Ⅱ)、18-α-羟基甘草次酸(18-α-hydroxy glycyrrhetic acid)、异甘草次酸(liquiritic acid)、甘草萜醇(glycyrrhetol)、甘草内酯(glabrolide)等。甘草中还分出黄酮类成分,主要有甘草甙(liquiritin,即甘草黄碱酮)、异甘草甙(isoliquiritin,即异甘草黄碱酮)、甘草甙元(liquiritigenin,即甘草黄碱酮配基或甘草素)、异甘草甙元(isoliquirtigenin,即异甘草黄碱酮配基或异甘草素)等。从甘草的皮质部提得异黄酮类部分(FM 100)。此外,尚含有7-甲氧基香豆素(herniarin)、伞花内酯(umbelliferone)、阿魏酸、多种氨基酸、生物素(biotin)、β-谷甾醇、甘露醇、糖类、柠檬酸、苦味酸等。

药理

1. 肾上腺皮质激素样作用:

① 盐皮质激素样作用。甘草、甘草浸膏、甘草甜素、甘草次酸等对健康人及多种动物能促进钠、水潴留,排钾增加,呈现去氧皮质酮样作用。应用大剂量甘草治疗溃疡病有部分病人可引起高血压和水肿。大量使用甘草甜素后引起假醛固酮过多症,四肢瘫痪和低血钾。

② 糖皮质激素样作用。小剂量的甘草甜素腹腔注射能使大鼠胸腺萎缩及肾上腺重量增加,呈现糖皮质激素样作用,甘草甜素能增强和延长可的松的作用。其作用机理可能是甘草甜素抑制皮质激素在体内破坏或减少与蛋白质结合,使血中游离的皮质激素浓度升高,从而增强其作用。甘草次酸对切除肾上腺皮质及切除脑垂体后的动物仍能产生潴钠、抗炎和抗利尿作用。但也有报告,甘草次酸对肾上腺功能减弱而未完全衰竭者才有作用,对切除二侧肾上腺者则无效,可能是间接作用。

2. 抗炎及抗免疫作用:甘草具有皮质激素样的抗炎作用,其抗炎成分为甘草甜素和甘草次酸。甘草次酸对大鼠棉球肉芽肿、甲醛性浮肿、皮下肉芽肿性炎症等均有抑制作用,其抑制炎症反应的效价约为氢化可的松的1/10。甘草甜素、甘草次酸对角叉菜胶引起的大鼠实验性关节炎有抑制作用;对马血清或鸡蛋白所致豚鼠过敏反应均有不同程度的抑制作用。其抗炎症、抗过敏反应可能与抑制毛细血管通透性、抗组胺或降低细胞对刺激的反应性有关。甘草对小鼠腹腔吞噬细胞的吞噬功能,因机体状态不同而呈双向作用,在应激状态下(冷刺激、热刺激和饥饿刺激)机体抵抗力受到耗损时有明显促进作用,而在安静状态下则呈抑制作用。故甘草之补,系用于虚弱机体;若用于未虚机体,反生不利影响。甘草提取物 Lx (为一种非甘草次酸的甙元糖蛋白),给小鼠静脉注射可阻碍巨噬细胞传递免疫信息,降低免疫记忆细胞数和产生抗体的细胞数,具有免疫抑制作用。

3. 解毒作用:《神农本草经》中有甘草解毒的记载。《别录》载:"甘草能解百药毒"。实验证明,甘草及各种制剂对多种药物中毒(如:水合氯醛、乌拉坦、组胺等)、食物中毒(如河豚毒、蛇毒)、体内代谢产物中毒及细菌毒素(如白喉毒素、破伤风毒素)等均有一定的解毒能力,解毒作用的有效成分为甘草甜素。实验观察,甘草甜素能对抗硝酸士的宁惊厥致死作用,明显降低小鼠注射硝酸士的宁的毒性。甘草及甘草甜素对四氯化碳等引起的动物肝伤害有保护作用。甘草甜素可防止由化学致癌剂(3′-甲基-4-二甲基-氨基偶氮苯,3-Me-DAE)所致的肝损伤和肝癌的发生。甘草酸铵(monoammonium glycyrrhelate)可降低抗癌药喜树碱的毒性并提高其抗癌作用。甘草提取物对苯并(d)芘(benzpyrene)、α-萘胺(α-naphthylamine)等诱变剂所呈现的诱发性均有抑制作用。甘草酸链霉素较硫酸链霉素对前庭功能毒性明显减轻,而抗菌活力不降低。甘草与熟附片同煎煮,可使后者毒性大为降低。

解毒机理可能为甘草水解后可释出葡糖醛酸与含有羟基或羧基的毒物结合解毒。此外,甘草甜素对毒物有吸附作用,其解毒作用与吸附率成正比关系。与药用炭一样,在胃内吸附毒物,减少毒物吸收而解毒。

4. 抗消化道溃疡作用:甘草浸膏、甘草提取物、甘草甙、异甘草甙、甘草甙元及 FM 100 对动物实验性消化性溃疡(大鼠结扎幽门或犬因组胺所致溃疡)均有明显抑制作用。甘草浸膏灌胃后对麻醉犬由组胺引起的胃酸分泌有抑制作用,其抗酸作用机制之一是由于在胃内直接吸着胃酸所致。也有实验观察到甘草次酸口服对大鼠粘膜的磷酸二酯酶有抑制作用,使幽门和贲门粘膜内 cAMP 含量增高,从而影响胃酸的分泌。FM 100 对蛋白胨、组胺及甲酰胆碱引起的胃液分泌有显著抑制作用,与芍药甙同用,在抑制胃液分泌量方面有明显协同作用。

5. 其他作用:

① 解痉。甘草煎剂、甘草流浸膏、FM 100 及甘草甙元及异甘草甙元对离体肠管均有明显的抑制作用,并能解除乙酰胆碱、氯化钡、组胺引起的肠痉挛。肠管处于痉挛状态,则甘草的解痉作用更为明显。甘草解痉成分主要是黄酮类化合物。

甘草能"缓急止痛",与上述的解痉作用一致,甘草与芍药在这方面有协同作用,FM 100 与芍药甙同用,对肠管、子宫等平滑肌器官的解痉作用较二者单用显著增强。这与祖国医学传统经验是符合的。

② 镇咳祛痰。甘草浸膏口服后能覆盖发炎的咽部粘膜,缓和炎症对它的刺激,达到镇咳。甘草次酸胆碱盐对化学性刺激(吸入氨水)及电刺激猫喉上神经引起的咳嗽均有明显的镇咳作用。故认为其镇咳作用与中枢有关。

③ 镇痛。用小鼠扭体反应试验证明 FM 100 有明显的镇痛作用,并与芍药甙有协同作

用,这也是甘草"缓急止痛"的一个重要因素。

④ 抗菌。甘草醇提取物及甘草次酸在体外对金葡菌、结核杆菌、大肠杆菌、阿米巴原虫及滴虫均有抑制作用。甘草次酸在试管内能增强小檗碱抑制金葡菌的作用。

⑤ 抗脂肪肝。甘草与柴胡合用能防治大鼠实验性肝硬化,阻止脂肪在肝内蓄积,抑制纤维增生并促进其吸收。甘柴粉对家兔血吸虫病肝纤维化亦有促进肝纤维化重吸收作用。

6. 毒性作用:甘草毒性很低。甘草浸膏给豚鼠、家兔口服 40 天,进行亚急性毒性试验,发现体重增加,肾上腺机能低下,并稍有萎缩。甘草大量服用后,可出现脘腹胀满、纳呆等消化障碍表现。甘草甜素本身不溶血,但其水解物有溶血作用。

应用

甘草能补益心脾,用于脾胃虚弱、心气虚弱;润肺止咳,常与化痰止咳药配伍;能泻火解毒,用于痈肿、咽喉肿痛及药物、食物中毒;能缓急,用于脘痛、腹痛及腓肠肌痉挛等,多与芍药同用以缓急止痛,如芍药甘草汤。临床上亦用于以下诸病。

1. 用于慢性肾上腺皮质机能减退(阿狄森氏病):用甘草流浸膏治疗取得较好疗效,用药后由于肾上腺皮质机能减退所引起的各种症状,如皮肤色素沉着、无力、体重减轻、低血压、食欲不振等均见好转,血液电解质紊乱亦趋恢复。

2. 用于胃及十二指肠溃疡:用甘草粉、甘草浸膏等甘草制剂治疗胃及十二指肠溃疡均有较好疗效。用药后胃痛、泛酸、嗳气、食欲不振等症状好转或消失,X 线复查大部分病例壁龛缩小或消失。对胃溃疡的疗效比十二指肠溃疡的疗效好,对新溃疡比陈旧性溃疡的疗效好。

3. 用于病毒性肝炎:用甘草甜素治疗急性和慢性病毒性肝炎有一定疗效,能明显缩短疗程,恢复肝功能,降低谷丙转氨酶活力和使乙型肝炎表面抗原及 e 抗原阳性病例大部分转为阴性,使患者肝功能好转,免疫球蛋白 IgG、IgA、IgM 恢复。

4. 用于皮肤炎症及眼科炎症:甘草制剂对多种皮肤炎症及皮肤过敏性疾患均有一定疗效,如接触性皮炎、过敏性皮炎、湿疹、皮炎皮疹等。眼科用甘草制剂治疗泡疹性结膜炎、巩膜炎、急性虹膜睫状体炎等亦取得一定疗效。

5. 用于血小板减少性紫癜:甘草煎剂治疗原发性血小板减少性紫癜有一定效果。

临床上长期大量应用时,可出现浮肿、血压升高、钠潴留、血钾降低、四肢无力、痉挛麻木等假醛固酮症,在甘草流浸膏治疗胃及十二指肠溃疡病时部分病例可见到上述不良反应。

当　归

本品为伞形科植物当归 *Angelica sinensis* (Oliv.) Diels 的干燥根。性温,味甘、辛。功能补血活血,调经止痛,润肠滑肠。其根含挥发油及非挥发性成分。全株各部都含挥发油,而以果实含量为多。油中主要成分为正丁烯酞内酯(N – butylidene phthalide)及藁本内酯。据分析挥发油中有 29 种成分,并含脂肪油、维生素 A 类物质、维生素 B_{12}、维生素 E、菸酸及 40% 蔗糖。根的皂化部分含棕榈酸、硬脂酸、肉豆蔻酸及不饱和油酸、亚油酸;不皂化部分含 β – 谷甾醇。其水溶性成分有阿魏酸、丁二酸、尿嘧啶、腺嘌呤等。此外,当归还含有 23 种金属元素。

药理

1. 对血液及造血系统的作用:当归既能补血又能活血,故有和血之效。其水浸液给小鼠口服,能显著促进血红蛋白及红细胞的生成。其抗贫血作用可能与所含的维生素 B_{12}、叶酸等有关。当归粉 1.5g/kg 口服,对大鼠及家兔实验性高血脂有降血脂作用。含 5% 当归粉的饲料及相当于上量的当归油及其他提取物,对实验性动脉粥样硬化大鼠的主动脉病变,具有一定的保护作用。当归及其成分阿魏酸能抑制 ADP 和胶原诱发的血小板聚集,具有明显的抗血栓作用。

2．对生殖系统的作用:

① 抗维生素 E 缺乏病。用含 5% ~ 6% 当归的食物喂饲小鼠,对因缺乏维生素 E 引起的睾丸病变有一定保护作用。当归粉能防止流产,但未显示雌激素样作用。

② 兴奋和抑制子宫。当归水提物能使子宫收缩,而当归油则抑制犬、兔、豚鼠等动物离体子宫,使子宫肌松弛,作用快且持久。据称当归含兴奋子宫及抑制子宫两类成分,抑制成分为高沸点的挥发性成分,于普通煎制过程中不致大量损失,兴奋成分为水中易溶、醇溶而醚不溶的非挥发性物质。乙醇浸膏对小鼠、豚鼠及家兔离体子宫的作用比水浸膏大 10 倍左右。当归叶制剂对子宫的作用,基本与当归根相似。以 5% 当归粉饲料喂饲小鼠,其子宫内脱氧核糖核酸(DNA)的含量显著增加,具有促进蛋白质合成使子宫组织增生作用,且子宫利用葡萄糖的能力增大,表现代谢旺盛。

3．对心血管系统的作用:

① 增加冠脉血流量。当归浸膏能扩张离体豚鼠冠脉,增加冠脉血流量,并能增加小鼠心肌摄取^{86}Rb 的能力,对垂体后叶素所致心肌缺血有一定的缓解作用。复方当归注射液可扩张冠脉,增加冠脉流量,对抗实验性家兔心肌缺血。

② 抗心律失常。当归的醚提取物可延长离体兔心房不应期,对抗乙酰胆碱或电流引起的麻醉猫及犬的心房纤颤,显示出奎尼丁样作用。当归流浸膏及醚提取物能降低心肌兴奋性,使不应期延长及减慢洋金花所加快的大鼠心率。能拮抗肾上腺素、氯化钡与地高辛引起的实验性心律失常。

③ 影响血压:当归挥发性成分主要引起血压上升,水溶性物质则引起血压下降,当归对家兔、猫、狗的降血压作用随剂量增大而加强,认为初期降压由于心脏抑制,继而因动脉收缩而使血压升高。最近研究认为当归不影响心泵功能及心输出量,能扩张外周血管、降低血管阻力,增加循环血流量,并认为其扩血管作用可能由于胆碱受体和组胺受体的兴奋所致。

4．其他作用:

① 镇痛。中医用当归治疗血虚头痛,眩晕。麻沸汤中的当归,即取其镇静止痛作用。《本草纲目》记载:“治头痛、心腹诸痛……”实验也发现有镇痛作用以及轻度的中枢抑制作用。

② 抗菌。当归煎剂体外对痢疾杆菌、伤寒杆菌、副伤寒杆菌、霍乱弧菌、变形杆菌、大肠杆菌、溶血性链球菌等多种细菌,均有抑制作用。

③ 当归根及叶的流浸膏,对离体兔肠肌呈抑制作用。正丁烯酰内酯等挥发性成分对大鼠肠管有抗乙酰胆碱作用。对豚鼠气管平滑肌有显著的松弛作用。

④ 当归及其成分阿魏酸钠能显著促进单核吞噬细胞系统对刚果红的廓清率,也能增强腹腔巨噬细胞的吞噬能力。

⑤ 当归注射液对 D - 氨基半乳糖所致大鼠急性肝损害,有保护肝细胞和恢复某些肝功能的作用。

应用

当归一般列入补血药,为妇科要剂。常用于月经不调、痛经、血虚经闭及跌打损伤、关节、疼痛、痈疽疮疡等证。前人曾以当归用药部位不同,认为功能各别。如当归头止血;身补血;尾行血;全当归和血。但现在一般不分,而用全当归。

1. 调益荣卫,滋养气血:如《局方》四物汤(当归、川芎、芍药、熟地),用治冲任虚损,月水不调,崩中漏下,少腹坚痛等。又如《内外伤辨惑论》当归补血汤(黄芪、当归)用治肌肤燥热,困渴引饮等。

2. 用于痛经及月经不调:妇科临床经验认为当归、川芎、延胡索三药是各型痛经共同的主药,叶制剂的疗效与当归相似。

3. 治疗肌肉、关节冬痛及神经痛:当归有止痛、松弛肌肉、降低软组织炎症反应及改善末梢神经和血管功能等疗效。其奏效的原理,与其能够恢复神经的正常功能,改变患病部位的血液循环,减少末梢神经的异常敏感,消除平滑肌痉挛,以及促进垂体－肾上腺系统的功能有关。

此外,当归对急性缺血性脑中风病人,可使其血液粘滞性降低,血浆纤维蛋白原减少,凝血酶原时间延长,红细胞和血小板电泳时间缩短。

淫 羊 藿

本品为小檗科植物大花淫羊藿 *Epimedium macranthum* Morr. et Decne.、心叶淫羊藿 *E. brevicornum* Maxim. 和箭叶淫羊藿 *E. sagittatum* (Sieb. et Zucc.) Maxim.的全草。别名仙灵脾。性温,味辛、甘。功能补肾助阳,祛风湿。叶和茎含有淫羊藿甙(icariine)、去氧甲基淫羊藿甙(des－o－methylicariine)、β－去氢淫羊藿素(β－anhydroicaritine)及葡萄糖、果糖、蜡醇、三十一烷、植物甾醇、棕榈酸、硬脂酸、银杏醇、木兰碱等。淫羊藿地下部分含黄酮化合物去氧甲基－β－去氢淫羊藿素(des－o－methyl－β－anhydroicaritine)及淫羊藿新甙(epimedoside)A、B、C、D、E 和四种木质素。

药理

1. 性激素样作用:淫羊藿流浸膏对犬精液分泌有促进作用,其叶及根部作用最强,果实次之,茎部最弱;以小鼠前列腺、精囊、提肛肌增重法证明,淫羊藿提取液具有雄性激素样作用。老年慢性气管炎患者用淫羊藿后尿中 17－酮类固醇 24 小时排泄量平均值较给药前明显升高,说明淫羊藿具有性激素样作用。

2. 对心血管系统的作用:

① 影响心脏功能。淫羊藿煎膏及淫羊藿甙使家兔心室内压下降 30% 左右,心室内压上升速率下降 1/3 以上,表示对心室收缩力有抑制作用(表 19－7)。并能明显降低外周阻力,使左室输出量增加,表明外周总阻力下降程度大于心脏收缩力下降的程度,减少心脏负荷,增加外周器官的灌注。淫羊藿制剂能明显增加动物离体心脏及在位心脏的冠脉流量。又能扩张外周血管,增加肢端血流量,改善微循环。能保护大鼠及家兔因垂体后叶素诱发的缺血性心肌损伤。对毒毛旋花子甙 K 及肾上腺素产生的豚鼠实验性心律不齐虽不能完全对抗,但可明显缩短心律不齐的持续时间。

② 降压。淫羊藿煎剂、醇浸出液及甲醇提取物给麻醉兔静脉注射均有明显持久的降压作用。对正常和肾型高血压大鼠灌服淫羊藿甲醇提取物也具有降压作用。

表 19-7　淫羊藿浸膏及淫羊藿甙对心室内压及其上升速率的影响

| | 淫 羊 藿 浸 膏 | | 淫 羊 藿 甙 | |
	对　照	给药后	对　照	给药后
心律、次/分	228 ± 21.50	$231 \pm 60.34(P > 0.05)$	257 ± 54.19	$248 \pm 61.20(P > 0.05)$
心室内压(mmHg)	133 ± 20.80	$92 \pm 21.94(P < 0.05)$	122 ± 11.02	$83 \pm 18.91(P < 0.05)$
dp/dt(mmHg/s)	1330 ± 596.52	750 ± 229.13 $(P < 0.001)$	1302 ± 431.08	690 ± 313.05 $(P < 0.50)$

注：表中为均±值标准差。

3．其他作用：

① 抗菌。淫羊藿煎剂试管内对脊髓灰质炎病毒有明显的抑制作用,在药物与病毒接触 1 小时内,即表现灭活作用;对其他肠道病毒亦能抑制;对白色葡萄球菌、金葡菌有显著抑菌作用,对奈氏卡他球菌、肺炎双球菌、流感嗜血杆菌有轻度抑制作用。1%浓度对人型结核杆菌有抑菌效力。

② 提高耐缺氧能力。淫羊藿煎剂给小鼠腹腔注射,能提高小鼠耐缺氧能力。

③ 降血脂与降血糖。淫羊藿煎剂给实验性高脂血症小鼠灌服 30 天,与对照组比较,能降低 β–脂蛋白及胆固醇。并能明显降低实验性高血糖大鼠的血糖水平。

4．毒性作用：本品甲醇提取物毒性低,小鼠灌服 450g/kg,连续 3 天,无毒性反应。其水浸膏片中提取的非氨基酸部分,小鼠静脉注射的 LD_{50} 为 $56.8 \pm 2.7g/kg$。

应用

本品能补肾助阳,用于肾阳不足,如阳萎、滑精等。又能强筋骨,祛风湿,用于风湿痹痛、腰膝冷痛或四肢挛急麻木等。近年来用淫羊藿治疗冠心病、高血压、慢性气管炎、脊髓灰质炎、神经衰弱及性神经衰弱等均有一定疗效。

20 收涩药

凡以收敛固涩为主要功用的药物称为收涩药。这类药物多有酸涩之味,分别具有敛汗、止泻、固精、缩尿、止咳等作用。用于治疗久病体虚、元气不固所致的自汗、盗汗、泻痢、脱肛等各种滑脱不禁的证候。《本草纲目》记载:"脱则散而不收,故用酸涩之药以敛其耗散"。

收敛固涩属于治标应急的方法,临床常与补益药同用,治标固本兼顾,根据具体的证候,配伍他药。本类药物大都含有鞣酸。

五倍子含鞣酸约70%~80%。鞣酸作用于粘膜、创面溃疡可使蛋白质沉淀凝固,成为不溶解的化合物,形成薄膜,将患部覆蔽。对于分泌细胞也有同样作用,可使其干燥,因组织表面紧密,小血管受到压迫,或收敛使血液凝固,从而达到止血。对轻微的肠道炎症,其收敛作用,又可以止泻。此外,还有防腐作用,常用于消炎。所以,在发生出血、下痢、肠溃疡、多汗症以及粘膜炎症时,比较适用,但对于急性炎症应当避免应用,因可使炎症表面结痂,遮盖感染,妨碍正常组织的生长。如大量吸收,可伤害肝脏。五倍子体外实验对多种球菌(葡萄球菌、链球菌)及杆菌(伤寒、副伤寒、痢疾、炭疽、白喉、绿脓、大肠杆菌)有抑菌、杀菌作用。其抗菌不是由于酸性作用,而是由于所含的鞣酸凝固蛋白,以及其他成分所致。

石榴皮含鞣质10.4%~21.3%。临床观察证明,石榴皮碱与鞣质结合者驱虫效果好,因为鞣质能使生物碱变成难溶难吸收的化合物,从而充分地对肠寄生虫发挥作用。石榴皮在体外试验对绿脓杆菌、福氏痢疾杆菌、伤寒杆菌等有抗菌作用,对多种皮肤真菌也有不同程度的抑制作用,还有抗流感病毒的作用。石榴皮因有收敛涩肠作用,适用于久泻久痢、便血脱肛等。《本草纲目》谓:"止下痢下血、脱肛、崩中、带下"。近代临床用以治疗急、慢性痢疾均有效。

赤石脂为单斜晶系的多水高岭土,当赤石脂在150~200℃,尚余二分子水时,即成为高岭土,含硅酸铝及氧化铁等,对粘膜有收敛和吸附作用,能吸收消化道内的有毒物质、细菌毒素及食物异常发酵的产物,并保护消化道粘膜。又能涩肠止血,治久痢便血等。研末外用治疮痈溃后久不收口,能生肌收口。《本草经》载:"主黄疸、泄利肠澼,脓血,阴蚀,下痢赤白,邪气痈肿,疽痔恶疮,头疡疥瘙"。近代研究其药理作用与古书记载相符。

金樱子含鞣质。其煎剂对金葡菌的抑菌作用最强,其次对变形杆菌、伤寒杆菌、福氏痢疾杆菌也有抑制作用;对流感病毒 PR_8 株抑制作用较强,在1:3200的水溶液中,对流感病毒仍有抑制作用。用金樱子治疗家兔实验性动脉粥样硬化,可以降低血清胆固醇及β脂蛋白,肝脏脂肪沉着与粥样硬化程度均较轻微。

乌梅乙醇浸液、煎剂及粉剂,体外对革兰氏阳性细菌、大肠杆菌、痢疾杆菌、变形杆菌、伤寒杆菌、副伤寒杆菌、绿脓杆菌、霍乱弧菌、枯草杆菌及人型结核杆菌等皆有显著的抗菌作用。乌梅煎剂在试管内对须疮癣菌、絮状表皮癣菌、石膏样小芽胞菌等致病真菌也有抑制作用,并能减少豚鼠蛋清性及组胺性休克动物的死亡数。临床用 A 型超声波检查,口服乌梅有收缩胆囊的作用,剂量增大,胆囊收缩和排胆作用也更明显,故适用于胆石症、胆囊炎及胆道蛔虫症。

五味子对中枢神经系统、心血管及呼吸系统、消化系统及降低谷丙转氨酶,都有明显作用,五味子能增强大脑皮质的兴奋及抑制过程,促使两种过程相互平衡。《本草纲目》记载:"补虚劳令人体悦泽,明目,暖五脏,壮筋骨"。祖国医学认为五味子是补虚益气的强壮滋补剂,可能与中枢神经系统机能的调整有关。又五味子的镇咳作用,与中医书中记载的敛肺气而止喘咳是一致的。

表20 收涩药主要药理作用总括表

药物\作用	收敛作用	抗菌作用			其他
		细菌	真菌	病毒	
五味子	+	+			降谷丙转氨酶,抗肝损伤,调节中枢神经系统兴奋和抑制过程,镇静,镇痛,镇咳,兴奋子宫,加速糖代谢
五倍子	+	+			
乌梅	+	+	+		抗过敏,收缩胆囊
赤石脂	+				吸附作用
金樱子		+		+	降血脂
石榴皮	+	+	+	+	驱虫

五 味 子

五味子为木兰科植物北五味子 *Schisandra chinensis* Baill. 和南五味子(华中五味子)*S. sphenanthera* Rehd. et Wils. 的成熟果实,北五味子为传统使用的正品。性温,味酸、甘。有益气生津、补肾养心、收敛固涩之效。近年对五味子及其部分亲缘植物的研究,发现普遍含有木脂素,含量因种子不同而有较大差异。从北五味子和华中五味子中已提得的联苯环辛烯类,有五味子甲素(去氧五味子素)、乙素(γ-五味子素)、丙素、醇甲(五味子素)、醇乙及酯甲、乙、丙、丁、戊。自红花五味子 *S. rubriflova* Rehd. et Wils. 种子中提出五味子酚。此外还有挥发油、有机酸及脂肪油等。

药理

1. 收敛作用:五味子能敛肺滋肾,敛汗生津,纳气固精,涩肠止泻,为具有强烈酸涩的温性药物。"涩可固脱",故适用于滑脱诸证。中医的辨证观点认为,五味子降谷丙转氨酶的作用,可能与药性的酸涩收敛有关。

2. 对中枢神经系统的作用:

① 能兴奋中枢。北五味子和五味子素可改善人的智力活动,提高工作效率,改进工作质量,适量时对中枢的不同部位有兴奋作用。可加强脊髓蛙的屈肌反射,使脊髓前角运动中枢兴奋,脊髓反射加强。又能兴奋大脑,使动物睡眠短暂易醒,增加大脑皮质细胞的工作能力,这并非提高大脑皮质的调节作用所致,而是增强了大脑的兴奋和抑制过程,促使两种过程相互平衡。

② 镇静。五味子仁乙醇提取物(简称五仁醇)、五味子素、乙素、丙素、醇乙、酯乙可明显延长小鼠对戊巴比妥钠或环己巴比妥钠的睡眠时间,乙素及酯乙对小鼠的睡眠时间先有延长后有缩短的双相性影响。对睡眠时间的延长是由于肝细胞微粒体酶被抑制,而以后使睡

眠时间缩短可能为此类酶被诱导而使戊巴比妥钠加速破坏之故。1/10LD$_{50}$的五仁醇、1/50LD$_{50}$的五味子素可明显减少小鼠自主活动,两者还能对抗戊四氮、烟碱引起的惊厥。五仁醇能对抗苯丙胺的兴奋,与氯丙嗪的中枢抑制有协同作用;并能加强利血平抑制小鼠的自主活动。五味子素能抑制小鼠由电刺激或长期单居引起的激怒行为,对大鼠回避性条件反射有选择性抑制作用,大剂量使大鼠产生木僵,该木僵可被脑室注射多巴胺所对抗,说明五味子素有广泛的中枢抑制作用,并有安定药的特点。

③ 镇痛,镇咳及解热。用醋酸扭体法证明,五味子素有镇痛作用,压尾法中五味子素可使痛阈值上升,其镇痛作用比五味子醇乙强。五味子醇乙对小鼠镇咳作用的 ED$_{50}$为 572 mg/kg,其作用强度约为吗啡的 1/10。对肠伤寒、副伤寒混合疫苗引起小鼠发热,醇乙能退热,持续时间长,而五味子素的退热作用维持时间短暂。

3. 降谷丙转氨酶和保肝作用:五仁醇及其七种有效成分五味子甲素、乙素、丙素、醇甲、醇乙、酯甲和酯乙在不同程度上都能使四氯化碳和硫代酰胺(TAA)对小鼠、大鼠引起的高谷丙转氨酶降低,五仁醇还可预防四氯化碳引起大鼠的谷丙转氨酶升高。酯乙、醇乙的降酶活性最强。病理观察也见到这些成分能减轻肝细胞的损伤,但与其降酶能力并不平行。酯甲、乙、丙、丁有较好的降血清谷丙转氨酶的作用。五仁醇、五味子油乳剂对四氯化碳引起的大、小鼠肝脏损伤有保护作用,使肝细胞超微结构变化(如粗面内质网脱颗粒、线粒体肿胀等)明显减弱。组织化学研究表明,经五味子制剂治疗后,肝小叶坏死区缩小,线粒体、RNA、糖元、各种酶的活性、肝细胞内核酸、蛋白质结合的巯基和二硫基等化学物质的含量比肝损伤对照组增高。

五味子的降酶机理如下:五味子及其某些成分并不能加速血清和肝匀浆中谷丙酶活性的灭活,亦不能加速血清中外源性谷丙酶活性的消除,对谷丙酶的合成亦无抑制。五味子的降酶机理主要由于对肝细胞的保护作用,促进肝细胞修复或抑制肝细胞病变,使细胞膜发生某种机能性改变,使膜通透性降低,从而使漏到血浆中的转氨酶减少。

五味子抗四氯化碳肝损伤的机理已为动物实验证明,五味子七种有效成分均能不同程度地对肝脏毒物四氯化碳引起的微粒体脂质过氧化有抑制作用,其中以五味子乙素、丙素抑制作用最强;七种有效成分除甲素及醇甲外,对四氯化碳与微粒体脂质的共价结合有明显抑制作用,部分地保护了内质网膜结构功能的完整性,肝细胞损伤因而减轻。

五味子油乳剂能增高小鼠血浆、肝组织 cAMP 的含量,有保护肝脏组织、减轻肝损伤等作用。实验证明,五味子甲素、乙素、丙素、醇乙等对肝微粒体药酶有诱导作用,使 P-450 浓度、NADPH(辅酶Ⅱ)-细胞色素还原酶、氨基比林脱甲基酶、微粒体蛋白均显著增加;能提高机体对某些毒物(四氯化碳等)及化学致癌剂(如苯并芘)的解毒能力。五味子及五味子乙素能减低洋地黄毒甙及消炎痛中毒引起的动物死亡。

4. 对代谢及免疫功能的作用:五味子能促进肝糖元异生,又能增快肝糖元分解,并使脑、肝及肌肉组织中果糖及葡萄糖磷酸化过程加强,使血糖和血乳酸增加。因糖代谢加强,故供给机体能量的高能磷酸键 ATP 亦增加。五味子醇乙、甲素、乙素、醇甲能明显促进外源性葡萄糖生成肝糖元。以醇乙最强,与可的松相当。由于去肾上腺小鼠仍有此效,故其作用不是通过影响体内垂体-肾上腺系统。五味子油乳剂对^{3}H-胸腺嘧啶核苷掺入淋巴细胞DNA 合成有明显促进作用,随着浓度增加,^{3}H-胸腺嘧啶核苷的掺入量递增,淋巴母细胞的生成显著提高,表明能增强细胞免疫功能。

五味子对肝脏的作用如下图：

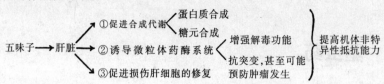

五味子对家兔血吸虫感染后第 57 天开始治疗,可使肝脏纤维化重吸收,对炎性细胞浸润的吸收有一定效果。

5. 其他作用：

① 影响胃肠平滑肌及胃液、胆汁分泌。大鼠静注醇乙和五味子素可抑制胃的自发运动,并减少其紧张度,亦可对抗毛果云香碱所引起的胃蠕动亢进、口服对大鼠应激性溃疡有预防作用。醇乙、五味子素可使大鼠胆汁分泌增加,对幽门结扎大鼠则可抑制胃液分泌,并有降低胃液总酸度的倾向。对离体回肠都有抗乙酰胆碱、抗组胺作用,醇乙作用强于五味子素。

② 兴奋子宫。五味子制剂(醇浸剂、悬液、浆果及种皮混合悬液等)对家兔在体、离体的无孕子宫及对早期妊娠和产后子宫均可引起节律性收缩加强,紧张力增加不显著,普通有效剂量不产生痉挛收缩,其作用与麦角类药物不同。北五味子醇制剂对滞产妇阵缩微弱或过期妊娠可促使其分娩。

③ 抗菌。五味子乙醇浸液体外对炭疽杆菌、金葡菌、白葡菌、副伤寒杆菌 A、B、肺炎球菌、伤寒、痢疾杆菌、霍乱弧菌、肠炎沙门氏菌、产气、变形及绿脓杆菌等有抑制作用。

6. 毒性作用：五味子毒性低,以 5g/kg 给小鼠灌胃未见死亡。小鼠口服北五味子种子的脂肪油 10 ~ 15g/kg 或其挥发油 0.28g/kg,动物呈现抑制状态,呼吸困难,共济失调而死亡。五味子乙素一次 2g/kg 灌胃,10 只小鼠无一死亡,小鼠亚急性实验,以 200mg/kg,每天 1次,连续 30 天灌胃,对小鼠生长、血红蛋白量及主要脏器的组织形态均无明显影响。小鼠口服五仁醇,每天剂量分别为 0.6g/kg、1.2g/kg,连服 10 天,部分动物出现活动减少、竖毛、萎靡不振等轻度中毒症状,但食欲尚好,体重仍比实验前略有增加；小鼠口服五仁醇的 LD_{50} 为 5100mg/kg。

应用

1. 用于气虚津伤及气虚喘咳：如生脉散及补肺汤。

2. 用于心阴不足所致心悸怔忡、失眠、健忘等证：如天王补心丹。单用北五味子酊剂治疗神经衰弱 420 名,疗效较好。用参味合剂(太子参浸膏、五味子浸膏、酸枣仁浸膏)治疗神经衰弱症的心悸、失眠、记忆力减退、情感易波动、精神萎靡不振及阳萎等,取得较好疗效。

五味子配炙甘草、淮小麦、大枣、磁石能使患者失眠、头痛等症状消失或改善。五味子能减轻体弱病人的疲劳感,从而提高工作效率,用于全身衰弱无力、疲劳过度、体力及脑力工作能力低下作复健药及兴奋剂。

3. 治疗肝炎：应用五味子治疗肝炎的临床资料已有 5000 多例报道,对肝炎、黄疸型传染性肝炎、病毒性肝炎、迁延性慢性肝炎病人降酶近期疗效较好,停药过早有反跳现象。

4. 用于体虚自汗盗汗：常配伍浮小麦、糯稻根、碧桃干。

5. 用于产科：胎儿羊膜未破、早破及分娩时子宫乏力,应用五味子能显著增强子宫收缩。亦可用于产后加速子宫复旧。

21　驱虫药

　　凡能将肠道寄生虫能杀死或驱出体外的药物,称为驱虫药。本类药物主要用于肠内寄生虫(蛔虫、绦虫、钩虫、蛲虫等)所引起的疾患,病人常见腹痛、腹胀、厌食或善饥多食、面黄、消瘦等。可以根据寄生虫的种类,选择药物。服用驱虫药可麻痹或杀死虫体,使虫排出体外,能得到根本治愈。对于体虚患者,应先补后攻,或攻补兼施,驱虫时一般在空腹时服用,以便使药物与虫体易于接触,更好的发挥驱虫效果。常配伍泻下药,促虫排出。部分驱虫药毒性较大,孕妇慎用。常用的驱虫药有苦楝皮、使君子、槟榔、南瓜子和雷丸等。

药理

　　1.驱蛔虫作用:苦楝皮的乙醇提取物在体外对猪蛔虫,特别是猪蛔首有麻痹作用,其有效成分川楝素的作用比苦楝皮浸膏强。不同浓度的川楝素对猪蛔首的作用随浓度递增而呈轻度、中度至完全抑制,然后可逐渐恢复活动。对整体猪蛔,川楝素在高浓度时呈现麻痹,低浓度对猪蛔虫有明显兴奋作用,出现剧烈收缩,能扰乱虫体能量代谢,使虫体不能附着肠壁而排出体外。川楝素的主要作用部位是蛔虫头部神经环。川楝素给猴口服后,药物在体内吸收、分布较快,分布广,消除慢,组织中药物浓度以胆、肝和十二指肠最高,脾、肾次之,在脑内各部分呈均匀分布,但浓度低。多次重复给药有蓄积性。使君子煎剂、乙醇提取物能抑制猪蛔虫。使君子仁提取物水溶部分对猪蛔首有麻痹作用。使君子驱虫作用与其浸膏经发酵除去糖质、灰分、草酸钾无关,其有效成分为使君子酸钾,具较高的驱虫效力。使君子高浓度对蛔虫先兴奋后麻痹,此种兴奋作用亦为驱虫效果的原因之一。

　　2.驱绦虫作用:槟榔碱为槟榔驱绦虫的有效成分,对猪肉绦虫全虫各部都有较强的麻痹作用,对牛肉绦虫的作用则仅使头部和未成熟节片麻痹,孕卵节片(中后段)也受影响变软,但不全瘫痪,效果较差。槟榔对有钩绦虫、无钩绦虫及短小绦虫均有很强的麻痹作用。南瓜子煎剂及其提出液使牛肉绦虫中后段节片变薄变宽,节片的中部凹陷,呈麻痹状态,头及未成熟的节片活动自如。用 L–过氯酸南瓜子氨酸及合成的 dl–氢溴酸南瓜子氨酸治疗绦虫病犬,均能驱虫。对犬水泡绦虫–豆状绦虫的头节未成熟节段和成熟段有麻痹作用,因此常排出整条绦虫。用南瓜子氨酸治疗猫绦虫有效,对小鼠短膜壳绦虫病亦有效。雷丸亦能驱绦虫。《本草经》记载,雷丸“杀三虫”。主要有效成分为雷丸素,是一种蛋白酶,含量约3%,在弱碱性溶媒 (pH 8)中有分解蛋白质的作用。体外实验证明雷丸水浸液能杀死绦虫节片,其作用是由于蛋白酶对虫体蛋白质的分解,破坏虫体,故大便中不一定找到虫片,其疗效可由于长期粪检,反复阴性而得到肯定。

　　3.驱蛲虫作用:使君子粉剂无驱除小鼠蛲虫成虫的作用,但对成熟雌虫和子宫充满虫卵的雌虫驱虫作用比较显著。槟榔粉剂、煎剂体外实验对小鼠蛲虫有麻痹作用,能驱除其成虫,但效果不如对人蛲虫好,槟榔粉剂对鼠蛲虫的幼虫亦稍有作用。

　　4.驱钩虫作用:苦楝根皮煎剂对犬钩虫体外实验,在高浓度时,能全部杀死。槟榔片煎剂亦能杀死钩虫,部分雌虫尾端破溃,子宫暴露,虫体卷曲。

　　5.驱鞭虫、姜片虫的作用:槟榔煎剂、合剂(槟榔、乌梅、甘草)均能驱鞭虫、姜片虫。

6. 抗血吸虫作用：于小鼠感染血吸虫当天给予南瓜子,28 天为一疗程,预防效果最好,虫数显著减少,对血吸虫成虫无影响。南瓜子丙酮提取物、南瓜子氨酸能抑制童虫的生长发育,有预防作用,但不能杀灭小鼠体内的血吸虫成虫,仅能使两性虫体萎缩,生殖器官退化和子宫内虫卵数减少。南瓜子氨酸与吐酒石合并治疗小鼠血吸虫时,两种药物同时投服或先用吐酒石后服南瓜子氨酸的疗效最佳,先服南瓜子氨酸再服吐酒石一般效差。小鼠口服南瓜子氨酸后,肝细胞呈轻度萎缩或肝内有少量脂肪浸润,停药后即恢复正常。

7. 其他作用:

① 治疗肉毒中毒动物。川楝素以不同的给药途径给药,对肉毒毒素中毒的动物有治疗作用;对给致死量肉毒的小鼠,攻毒后六小时内给川楝素治疗,其存活率可达 80% 以上;对肉毒中毒猴子攻毒后 24 小时治疗,可治愈半数以上;对 C 型肉毒中毒后亦有保护作用,与抗毒血清合用,可明显降低抗毒血清用量。肉毒中毒小鼠对给川楝素引起的膈肌神经肌肉接头突触小泡减少有明显的对抗作用。实验证明,正常小鼠神经肌肉接头突触区突触小泡的密度为 $184 \pm 37/\mu m^2$,单给川楝素后神经肌肉接头突触小泡明显减少,平均密度为 $68 \pm 15/\mu m^2$,而给予毒素后再给川楝素的小鼠平均密度分别为 $137 \pm 18/\mu m^2$ 和 $130 \pm 26/\mu m^2$,对进一步探索川楝素及肉毒毒素的作用机理有一定的意义。

② 抗真菌。苦楝皮、使君子、槟榔水浸剂在试管内对某些皮肤真菌有抑制作用。

③ 兴奋胆囊。槟榔注射液对豚鼠离体或猫、犬在体胆囊均能明显地兴奋胆囊肌,引起有力的收缩,使胆囊内容物排出增加。对胆汁分泌无明显影响。大黄注射液能促进胆汁分泌,若两者间断联合应用,对狗或猫则能在短时间内增加总胆管的压力,加速胆汁的排出,并有利于总胆管结石的排出。槟榔对人体胆囊有一定的收缩作用,较对犬弱,临床与其他中药配伍,能促进胆道蛔虫或结石的排出。槟榔有拟胆碱作用,槟榔碱的作用和毛果芸香碱、毒蕈碱相似,兴奋 M 胆碱受体,对中枢神经系统也有拟胆碱作用,猫静注小量槟榔碱可引起皮层惊醒反应,阿托品可减少或阻断这一作用。槟榔碱也有兴奋 N 胆碱受体的作用。

8. 毒性作用:苦楝皮煎剂对犬 15g/kg 能引起呕吐,对兔的致死量在 40g/kg 以上,动物对其耐受力可因营养状态及体质等原因而稍异。川楝素对犬、猫以不同剂量灌胃给药,血压降低可随剂量递增而加大,血压可急降至零,呼吸、心搏停止,肺、胃肠出血。镜检发现出血是由于血管壁受损伤所致,引起呼吸衰竭主要由于对呼吸中枢的直接抑制,尼可刹米对其引起的呼吸抑制有轻微对抗作用。川楝素对小鼠腹腔、静脉、皮下注射及口服的 LD_{50} 分别为 $13.8 \pm 1.2mg/kg$、$14.6 \pm 9mg/kg$、$14.3 \pm 1.5mg/kg$、$244.2 \pm 44.0mg/kg$。大鼠皮下注射和兔静脉注射的 LD_{50} 分别为 $9.8mg/kg$ 和 $4.2mg/kg$。大鼠口服的 LD_{50} 为 $120.67 \pm 38.5mg/kg$。犬的最小致死量为 $30 \sim 32mg/kg$,猫对川楝素特别敏感,最小致死量为 $3 \sim 4mg/kg$。亚急性毒性实验表明川楝素可使小鼠.猴的谷丙酶升高。肝脏病理形态学的变化比其他脏器明显,血管内膜上有沉积的棕黄色颗粒。口服川楝素片中毒的猪出现四肢颤抖、行动强拘、阵发性惊厥。中毒小孩表现站立不稳、谵语、嗜睡、瞳孔散大、对光反应迟钝等,可能与药物纯度、剂型及动物种属不同有关。

中毒剂量的川楝素可使鼠、猪、狗及猴出现全身无力(软瘫、垂头、眼睑下垂)、呼吸困难、四肢抽搐等症状。

实验证明,川楝素是一个选择性地作用于突触前膜的神经肌肉传递阻断剂。能阻断大、小鼠神经肌肉间的正常传递,是猴等动物出现肌无力的直接原因。电镜观察表明,川楝素对小鼠、大鼠神经肌肉接头突触前膜的亚显微结构有明显的改变。

　　小鼠皮下注射使君子水浸膏最小致死量为 20g/kg,引起全身轻度痉挛,随即呼吸停止。使君子给犬口服 26.6g/kg,可引起犬呕吐、呃逆。槟榔碱能增强胃肠的蠕动而产生腹泄,常发生胃肠痉挛,剧烈腹痛及恶心、呕吐等症状。

应用

　　驱早药的临床应用,报道甚多,主要用于以下几方面。

　　1. 治疗蛔虫病:川楝素治疗蛔虫病 524 例及 4616 例中,平均排虫率分别为 74.31% 和 80%。用苦楝根皮糖浆治疗蛔虫病 1348 例,认为驱虫率高,用法简便,无禁忌症,可以广泛应用。使君子酸钾能显著地驱除人体蛔虫,在较大剂量不服泻药时,亦具有较高的驱虫效力,新鲜及烘焙过的使君子仁效果相近似。使君子叶子中亦含有使君子酸钾,用叶制的制剂,经临床验证 1000 余例,亦有驱蛔虫效果,副作用小。使君子和百部合并应用,对人蛲虫的疗效较好,单用使君子、百部治疗蛲虫病亦有效。

　　2. 治疗绦虫病:槟榔对猪肉绦虫效果较好。对牛肉绦虫效果差,须与南瓜子合用,可使全虫瘫痪易于排出体外。槟榔、南瓜子和石榴皮联合煎剂治疗绦虫病,能使绦虫肌肉麻痹或杀死,使之不能固定于肠壁而被排出。南瓜子合并槟榔、黑丑或白丑粉(槟丑粉)治疗绦虫病,可取得较好疗效。

　　3. 治疗钩虫病:槟榔煎剂治疗十二指肠钩虫病,对钩虫的效果与剂量及大便次数有关,服泻药大便次数多者疗效好。

　　4. 治疗鞭虫、姜片虫病:槟榔煎剂治疗鞭虫病患者,自觉症状消失,一月后未发现虫卵。槟榔、辣椒子和灭虫宁合用治姜片虫病及钩虫病,效果较满意。

表 21　驱虫药主要药理作用总括表

	驱蛔虫	驱钩虫	驱绦虫	驱蛲虫	驱鞭虫 姜片虫	其　他
苦楝皮	+	+				抗真菌,抗肉毒中毒
使君子	+			+		抗真菌,与百部合用驱蛲虫
槟　榔		+	+	+	+	抗真菌,与其他药物配伍治姜片虫病,驱鞭虫、蛲虫
南瓜子			+			抗血吸虫,抑制童虫的发育
雷　丸		+	+			
鹤草芽			+			抑制绦虫体细胞代谢,使虫体强烈收缩,能量耗尽而死亡

22 外用药

凡在体表或某些粘膜部位应用,具有杀虫止痒、消肿散结、化腐排脓、生肌收口、收敛止血的一些药物,称为外用药。外治方药有膏、丹、水、酒、散、药线(药丁)等剂型,对患部直接用药。用法包括膏贴、涂、敷、掺、熏、洗、浸、浴、点眼、灌耳、滴鼻、吹喉及药丁插入瘘管等。外用药由于性能不同,而有不同的用途。

有杀虫止痒者,如硫黄、明矾、轻粉、冰片、樟脑、蛇床子、土槿皮、炉甘石等,用于疥癣、湿疹、痒疹等皮肤病。

有消肿散结者,如黄连、黄柏、大黄、腰黄、丁香、蟾酥、麝香、芙蓉叶等,用于疮疡初起,焮肿热痛。

有化腐排脓者,如轻粉、升丹、硃砂、硼砂、雄黄、冰片等,用于疮疡已溃,脓腐较多。

有生肌收口者,如硃砂、珍珠、琥珀、龙骨、血竭、冰片、炉甘石等,用于疮疡已溃,脓汁将尽,疮口未收者。

有收敛护肤者,如明矾、石灰、虎杖、地榆、象皮、龙骨、牡蛎、炉甘石、赤石脂、密陀僧、五倍子、海螵蛸、滑石、蜂蜜、麻油等,用于收敛,止血,润滑,护肤。

根据中医习用的外用药,综合归纳其药理作用,有以下几点。

1. 杀灭病原体作用:即所谓杀虫。如硫黄能抗真菌、杀疥虫;黄连、苦参、蛇床子及雄黄桃仁膏等有抗滴虫作用。

2. 抗菌、抗病毒作用:近年曾对抗菌、抗真菌及抗病毒的中药作了大量的筛选,发现青黛、明矾、雄黄、轻粉、白降丹、胆矾、硼砂对金葡菌等常见化脓菌有抗菌作用。枯矾、五倍子、化毒散、生肌散、八宝生肌散、四黄素等,对绿脓杆菌有效。成药红升丹的抗菌作用很强,能消结散肿。雄黄、明矾、羊胆、大蒜、狼毒、猫眼草、白芥子、结核散、胆汁、黄连素、蛇床子、儿茶、硼砂、甘松等,均有抗结核杆菌作用。血竭、水银、轻粉、硼砂、密陀僧、梅片、潮脑、白矾、枯矾以及一些中药的酒与醋浸剂、黄藤生物碱、土槿皮苯浸膏均有抗真菌作用。紫草硼酸滴眼剂有显著的抑制单疱病毒的作用,可治疗病毒性角膜炎。此外,水银、轻粉有抗螺旋体作用。

药物试管内的抗菌试验结果,大部分与临床疗效一致,有人认为结果符合的占67%,不符合的有33%,而低度抗菌作用药物也可能在临床上有良好疗效。体外玻器内进行的抗菌实验结果,对外用药来说有较高的参考价值。

3. 局部刺激作用:有些外用药对皮肤粘膜有一定的刺激作用,可使用药部位发红和充血。如接触时间较长或药物本身有较强的刺激性,可能起疱,甚至生脓疱,动物皮肤对中药的原发性刺激反应,也可造成实验性皮炎,如巴豆油皮炎。薄荷脑、樟脑、桉叶油等可刺激皮肤冷觉感受器,局部皮肤有清凉感,还可影响肌肉、关节,减轻深部炎症和疼痛。轻粉刺激口腔粘膜,可致溃疡。白降丹并对局部皮肤可致发疱;斑蝥能发疱引赤,刺激性很强。

4. 收敛止血作用:收敛药与创面或粘膜接触时,能使表层细胞的蛋白质凝固,形成保护膜,使局部免受刺激,且可使局部血管收缩减少充血,又可减少渗出。如明矾、铅粉、儿茶、五倍子、炉甘石等。已报道明矾有强大的收敛作用,应用于子宫脱垂、直肠脱出及内痔、痔核等。儿茶含大量儿茶鞣质,五倍子含鞣质60%左右,广泛用于收敛止血。有的膏药还可使瘢痕软化。地榆炭油剂可用于某些严重表皮剥脱性皮肤病。

　5.促进骨折愈合作用:中医对跌打、损伤的治疗,具有丰富的实践经验。如消肿膏治疗软组织损伤;扭伤粉有治疗扭伤的作用。现代实验也研究了中药的促骨折愈合作用。生肌象皮膏对感染骨折动物模型实验证明,骨的肉芽岛及皮岛生长较对照组快而多,且有增强机体抗感染能力,促进细胞增生及分化,增加局部血循环,促进瘢痕组织软化吸收等作用。

　6.保护及润滑皮肤作用:保护皮肤和粘膜的发炎或溃疡面,常用一些不易吸收的粉末,在用药部位不被溶解,但能从组织或炎症部位吸取水分,形成一层薄膜,从而减轻炎症,如滑石粉、炉甘石等,称保护药。尚有一些缓和性的油脂类药物,可软化滋润皮肤,不易被吸收,常用作赋形药以延长其他药的作用,如花生油、胡麻油、猪脂、蜂蜡等,称为润肤药。

　蜂蜜,不但能润护皮肤,治疗烧伤、冻伤、乳头裂、且对粘膜有润滑作用,能治疗便秘、蛔虫性肠梗阻。黄丹调涂可用于皮肤皲裂。

　7.局部麻醉作用:外用麻药,古书曾有记载,如蟾酥、细辛等具有表面麻醉作用。

　8.其他作用:有的外用药可冶疣类、斑秃、皮肤癌及银屑病等。

　但应注意外用药中很多有剧毒。如水银、轻粉、银硃、铅丹、密陀僧、砒石、升丹、白降丹等,均不可内服,也不可撒布创面或溃疡面;有的也不能用油脂调涂,以防吸收中毒。个别外用药还可引起变态反应,如中药补骨脂成分制斑素可引起过敏性休克。

表 22　外用药主要药理作用总括表

药　名	性　味	成　分	药　理	应　用
硫　磺	酸,温,有毒	主含硫,并夹少量砷、铁,粘土及有机杂质	软化表皮,杀灭疥癣虫,缓泻	疥癣痈疽,脏寒冷秘,虚寒腹痛,皮炎、红皮病,蛲虫
雄　黄	辛,温,有毒	硫化砷(As₂S)	抗菌,抑制皮肤真菌,抗血吸虫	疥癣疮痛,虫螫蛇咬,秃疮,女阴溃疡,蛲虫,血吸虫病,疟疾,癌肿,湿疹,带状疱疹
明　矾	酸,寒,有毒	明矾:含水硫酸铝钾 KAl(SO₄)₂·12H₂O 枯矾:硫酸铝钾 KAl(SO₄)₂	刺激胃粘膜;低浓度收敛防腐,高浓度侵蚀溃烂;抗菌	湿疹,疥癣,阴痒,止血,久泻脱肛,子宫脱垂,痔疮
樟　脑	辛,热,有毒	右旋樟脑	刺激冷觉感受器,皮肤有清凉感;局部刺激反射地兴奋呼吸中枢;局麻作用;防腐,促进肉芽生长;抗早孕	疥癣疮痒,跌打损伤,瘀血肿痛,热病神昏,蛲虫
冰　片	辛,苦,凉	右旋龙脑、葎草烯、榄香烯、龙脑香醇酮等	局部镇痛作用:温和的防腐作用;抑菌作用	热病神昏,惊痫,痰迷,目赤翳膜,化脓性中耳炎,溃疡性口腔炎,痔疮,烧伤,带状疱疹,蛲虫病,
轻　粉	辛,寒,有毒	含 Hg₂Cl₂ 或 HgCl	刺激口腔,可致粘膜溃疡;外用杀菌,内服泻下;有蓄积作用,可致慢性中毒	疥癣,疮疡,瘰疬,梅毒,下疳,皮肤溃疡
砒　石	辛,热,有大毒	白砒主要为三氧化二砷(As₂O₃),红砒(红信石)尚含硫化砷及铁等杂质	砷为原生质毒,能杀灭细菌、原虫和螺旋体	痈疽,瘰疬,痔疮,疟疾,冷哮,体表肿痛
乳　香	辛、苦,温	树脂、树胶、挥发油	镇痛作用	痈肿疮毒,跌打损伤,发背脑疽

(续上表)

药 名	性 味	成 分	药 理	应 用
没 药	苦,平	树胶,树脂挥发油等	抑制多种致病性真菌,局部刺激作用,降血脂作用	跌打损伤,痈疽疮痛,骨节疼痛,痔漏
硼 砂	苦、咸、凉	四硼酸钠($Na_2B_4O_7 \cdot 10H_2O$)	防腐;保护皮肤粘膜	口腔溃疡,咽喉肿痛,目赤肿痛,宫颈炎,皮肤、脚趾糜烂
滑 石	甘、淡、寒	硬滑石为 $Mg_3(Si_4O_{10})$ $(OH)_2$ 或 $3MgO \cdot 4SiO_2 \cdot H_2O$ 软滑石为 $Al_4(Si_4O_{10})$ $(OH)_8$ 或 $Al_2O_3 \cdot 2SiO_2 \cdot 2H_2O$	润滑皮肤	撒布剂或赋形剂
炉甘石	甘,温	主含碳酸锌($ZnCO_3$)、少量氧化钙、氧化镁、氧化铁等	防腐作用,局部抑制金葡菌;收敛,保护止痒	皮炎,湿疮,烂弦风眼,目赤烂多泪,疮疡脓水淋漓久不收口
斑 蝥	辛,寒,有毒	1.南方大斑蝥含斑蝥素、蚁酸、树脂、色素等。 2.黄黑小斑蝥含斑蝥素等	刺激性强,发疱引赤;抑制某些细菌;抗癌作用	恶疮疔毒,痈疽,神经痛,神经性皮炎,狂犬咬伤,肝癌,肺癌,食道癌等
蟾 酥	甘、辛、温,有毒	蟾酥二烯内酯:包括 bufatalin、cinobufotalin、bufalin、γ-bufo-talin 等	局麻;镇痛;强心;兴奋平滑肌骨骼肌;抗癌;抗炎,抗放射	痈疽疮肿,发背瘰疬,慢性骨髓炎,中恶,中暑,心衰,风虫牙痛,肿瘤
麝 香	辛,温	麝香酮,胆甾醇等	兴奋中枢神经,强心,抗癌,抗炎症	中风痰厥,中恶烦闷,心腹暴痛,冠心心绞痛,痈疽肿毒,跌打损伤
蛇床子	辛、苦,温	甲氧基欧芹酚、蛇床明素、异虎耳草素、佛手柑内酯、蛇床定、挥发油等	抗滴虫,抑制皮肤真菌,抗流感病毒	带下阴痒,滴虫性阴道炎,阴囊湿疹,疥癣湿疹,渗出性皮肤病,风湿痹痛,肾虚阳痿,宫冷不孕等
土荆皮	辛,温,有毒	土槿皮酸、鞣质、挥发油	对常见致病性真菌有抗菌作用;根皮醇提物有止血作用	手脚癣,湿疹,神经性皮炎
蜂 蜜	甘,平	果糖、葡萄糖、蔗糖、糊精、有机酸、维生素等	润滑,保护皮肤粘膜	口疮,汤火烫伤,肠燥便秘
红升丹	辛,微寒,有毒	氧化汞(HgO)	升丹分红、黄升丹及升药底三种,以红升丹抗菌作用较强	红升丹性猛烈用于疔疮、痈疽溃破后久不收口;黄升丹拔毒提脓;升药底作用弱,治疥,杀虫止痒
白降丹	辛、辣,剧毒	为二氯化汞($HgCl_2$)和氯化亚汞($HgCl$)的混合结晶	抗菌;腐蚀	疣瘤息肉,瘘管,恶疮,疔毒发背,痈疽腐肉不脱
青 黛	咸,寒	靛蓝、靛玉红等	抗菌;体外抑制白血病细胞;促进网状内皮系统及巨噬细胞吞噬功能	疮肿,丹毒,蛇咬伤,湿疹,耳疳,喉痹,口舌生疮,痄腮等
大叶桉	苦、辛、涩,微寒	桉叶油、桉叶酸、没食子酸、苦味质、树脂等	抗菌,抗病毒;桉叶油杀灭阴道滴虫;祛痰	感冒,流感,湿疹,小儿头疮,皮肤及下肢溃疡等
密陀僧	咸、辛,平,有小毒	氧化铅(PbO)	杀虫,镇惊,减少局部分泌物	足癣,溃疡,痔疮,湿疹,弧臭

23 中药药理学实验计划及参考项目

23·1 中药药理总论实验

目的

在生理学和基础药理学实验的基础上,在讲授中药药理学的同时,开展有关中药的药理实验,进一步提高学生用药理学实验方法和技术来研究中药的实际操作能力,借以培养学生用现代科学方法从事中药研究工作。总论部分要使学生了解小动物的主要解剖部位,掌握常见实验动物的给药方法,熟悉前人研究中药的主要成就,举例说明研究中药药理的思路、方法和结果。目的在使学生能在中医理论指导下,结合中药药性的实际情况和理论要求,可以提出课题,大胆设想,初步进行一些中药药性的实验工作。

要求

① 了解中药药理研究的概况及今后发展方向。

② 了解动物种属差异对中药作用的影响。

③ 了解实验动物的选择方法、分组、标记及饲养方法。

④ 掌握常见实验动物的给药方法。熟悉不同给药途径对中药作用的影响。了解动物种类、性别及年龄对中药感受性的不同。

⑤ 了解药物的采收季节、炮制、剂型和剂量对中药作用的影响。

⑥ 了解体质、机体机能状态及环境因素对中药作用的影响。

⑦ 了解复方配伍对中药效用的增强作用。

⑧ 了解中药的配伍禁忌及十八反、十九畏的研究情况。

⑨ 了解中医证的病理模型在中药药理研究中的重要性及目前主要的造型技术。

项目

1. 实验动物的选择、捕捉、性别辨认及解剖练习:首先掌握动物的捕捉技术及性别辨认。根据课题要求,了解选用何种动物及其性别、年龄、分组等。并对一、二种动物进行解剖,熟悉其内脏器官位置及主要的神经与血管分布。

2. 实验动物的给药方法及其对中药作用的影响:中药及其提取物对动物进行药理实验,应根据动物的种类与中药的性能,尽量采用与临床用药方法一致的给药方法,以验证文献记载的效用。必要时,也应进行注射给药。

给药方法应掌握小鼠灌胃法、家兔胃管给药法、蛙及蟾蜍淋巴腔注射法、小鼠、大鼠及豚鼠的腹腔注射法、动物皮下注射法、肌肉注射法、兔耳静脉注射法以及小鼠尾静脉注射法等。

在熟练用药方法的同时,可选用泻药或安神药以观察不同给药方法所得到的不同药理反应(例如硫酸镁口服为泻药,注射为镇静药);并观察酸枣仁口服及注射后性质相同的中枢抑制,但略有差异的入睡时间及维持时间。

3. 动物对药物感受性的差异:以某些中药成分实验,例如马钱子中的士的宁,引起动物惊厥的剂量,可因动物种属不同而有区别。

4. 组织学生参观中药切制厂及中药制药厂,以了解饮片加工及切制过程,炮制操作,并参观中药厂以了解中药制药的概况,增加一些感性认识。

5. 不同采药季节及用药部位对中药作用的影响。

比较臭梧桐叶开花前后所采叶片提取液对动物血压作用的影响;比较杜仲皮及茎叶对动物的降血压作用;比较人参根茎叶果及刺五加根茎叶花的抗疲劳作用(游泳试验法)。

6. 不同炮制方法及制剂对中药作用的影响:生杜仲与炒杜仲的不同制剂(酊剂及煎剂)以及款冬花及蜜炙款冬花对动物血压的影响;延胡索与醋炒延胡索、生当归与酒当归的不同制剂镇痛、镇静作用的比较观察;附子炮制前后毒性比较。

7. 不同剂型及给药途径对中药作用的影响:比较青皮或枳实煎剂口服及注射液静注时,其血压作用的差异;比较艾叶煎剂灌胃及艾叶挥发油喷雾法防治动物哮喘发作的作用。

8. 中药剂量对中药作用的影响:以士的宁为例,其不同浓度的水溶液及阿拉伯胶溶液不同剂量给蟾蜍淋巴腔注射,观察其惊厥发生的时间与强度有何不同。

9. 寒凉药与温热药药性特点的比较实验:选取寒凉药与温热药的代表药,研究其对中枢神经及植物神经功能的影响。例如安神药(多数药性寒凉)的镇静、抗掠厥及降血压作用;凉开药冰片、牛黄的抗菌、镇静及解痉作用;辛温解表药的发汗、解热、镇痛及促进循环等作用;温开药如苏合香、麝香的扩张冠脉、兴奋中枢及抗炎症作用等。

10. 中药的配伍禁忌实验:根据十八反、十九畏的传统记载,选择一些药物,观察有无配伍禁忌。可根据近年实验报告遴选几种药物。

11. 观察动物饥饿状态和饱食后以及损害肝肾功能对中药作用的影响。

12. 中药毒性测定法:中药及其提取物的毒性测定,一般用小鼠进行。根据中药性能和实验要求,考虑急性、亚急性或慢性试验。一般应掌握中药急性毒性(半数致死量 LD_{50})的测定方法。

13. 中药单味应用及多药并用(复方)时作用性质及作用强弱的比较:重点阐明中药合并应用时的协同作用。例如大黄与芒硝并用泻下作用增强;桂枝与麻黄合用,发汗作用明显;当归与川芎合用,收缩子宫作用增强;芍药与甘草并用对肠管的解痉作用加大等。可选用一、二组进行实验。

23·2　解表药实验

目的

观察解表药的主要药理作用,了解本类药物的研究方法;并能结合专业知识对本类药物的研究作出初步的实验设计;为进一步开展解表药的研究打下一定的基础。

要求

① 复习汗法的适应证和意义。

② 熟悉体温调节和汗液的分泌。

③ 了解本类药物的研究概况和当前的研究方法,结合中医理论思考当前的研究存在那些不足,应如何进行研究才能更好的阐明解表药的作用机理,并能进一步发掘解表药的有效方药。

④ 熟悉一、二种实验方法,在此基础上,结合专业知识写出自已认为较合理的有关解表药研究的实验设计方案。

项目

1．发汗的实验方法

① 汗液着色法。本法是利用碘－淀粉接触产生呈色反应的原理,借以观察解表药对单个汗腺发汗的影响,这种方法还可记录活动汗腺的数量,是研究本类药物发汗作用的一种简而易行的方法(方法见实验讲义)。利用本法测定,除比较正常与服药动物间的差异外,并可采用已知药物如毛果芸香碱作为阳性对照组,在简单的分析机理时可事前给予阿托品处理。

② 汗孔(滴)印录法。本法原理同上,也是测定药物对汗液分泌的影响,可将排汗的汗孔数目印录下来进行组间比较。上述实验中均应设对照组进行比较。

③ 皮肤电阻法:本法也是观察药物对汗液分泌量的影响。

2．解热实验法:常采用外热源如过期伤寒、副伤寒混合疫苗、牛奶、蛋清、酵母等使实验动物发热,以观察解表药对异常体温的影响。实验可设单味药组也可设复方组进行比较。也可对正常动物进行实验以观察药物对正常体温的影响。

3．抗菌、抗病毒实验法:解表药中许多药物均具有抗菌、抗病毒作用,故本法也是研究解表药的常用方法。如体外抑菌试验常采用试管法、平皿法和纸片法等,观察药物对各种细菌的抑制效果。抗病毒试验则常采用组织培养法、鸡胚培养法和动物实验法等,以观察药物对病毒的影响。

23·3　泻下药实验

目的

观察大黄的泻下作用,熟悉泻下药的研究方法,为阐明泻下药的作用、作用机制提供实验依据。

要求

① 复习泻下药的作用并了解泻下药的研究概况。

② 熟悉泻下药的筛选研究方法,并能掌握一、二种常用方法。

③ 结合中医理论提出应该怎样研究才能更好的发掘泻下药的良方、良药。

项目

1．胃肠推进运动实验法:

① 小肠推进运动实验法。本法利用炭末、墨汁或卡红在小肠内的移运速度观察泻下药对小肠蠕动功能的影响,是常用的筛选方法之一。

② 大肠推进运动实验法。本法原理同上,主要观察药物对大肠推进运动的影响。

③ 肠道对炭末排出时间和数量的影响。本法可以直接观察泻下药作用出现的时间、粪便的性状和数量,以便分析泻下效果,这也是最常用的一种筛选方法,也称直接观察法。

2．不同肠段水分测定法:本法通过对大、小肠水分含量的测定,可以初步分析泻下药的作用机理,常在分析作用机理时采用。实验过程中必须设对照组。

3．泻下药作用机制的分析:可仿照贵阳医学院等主编《药理实验教程》,第124页实验17－4,硫酸钠、液体石蜡导泻原理分析方法,进行大黄、芒硝、郁李仁等的作用分析,以资比较其泻下方式。

以上实验均为整体实验,也可选用离体肠管试验以比较泻下药对肠道平滑肌的影响。

23·4　祛风湿药(抗炎药)实验

目的

观察祛风湿药的抗炎作用,进一步说明这类药物祛风湿痹痛的作用机制。

要求

① 了解常用的祛风湿药有那些。

② 掌握主要祛风湿药的药理作用,熟悉研究这类药物的主要方法,如发现某些药物有抗炎作用时,可以进一步地深入研究。

③ 了解祛风湿药的研究概况及其新进展。

项目

1. 毛细血管通透性实验法:观察药物对大鼠、家兔毛细血管通透性的影响,从而说明其抗炎作用。

2. 白细胞游走实验法:用明胶引起小鼠腹腔液中嗜中性细胞数升高,观察药物的抗炎作用。

3. 急性关节肿的实验方法:用蛋清、右旋糖酐、醇母液、甲醛液等引起大鼠足踝关节肿胀,通过实验,观察药物的抗炎性渗出作用。

4. 佐剂多发性关节炎法:用佛氏完全佐剂引起大鼠多发性关节炎及耳、尾部的炎症,这是一种迟发性过敏反应,此模型类似于人的类风湿性关节炎,用以筛选对类风湿性关节炎有效的药物。

5. 棉球肉芽肿法:当用药物造成急性浮肿模型并发现某种中药有效时,可再用此法观察药物有无对抗结缔组织增生的作用,此为亚急性实验,须连续用药 5～6 天。

23·5　利水渗湿药实验

目的

观察利水渗湿药的利尿作用,初步了解利尿药的实验方法,在筛选利水渗湿药的基础上,将逐步深入研究其利尿的作用机制。

要求

① 掌握常用的利水渗湿药。

② 了解这些药物的药理作用,及其利尿的作用机理。

③ 熟悉利水渗湿药当前的研究概况。

④ 能初步掌握 1～2 种常用的利尿药实验法。

项目

1. 大鼠代谢笼法:以雄性大鼠较好,实验前禁食 18 小时,以减少粪便的干扰,用药前负荷生理盐水或常水。亦可用小鼠代谢笼法进行利尿实验,但不如大鼠代谢笼法精确,如有条件,可测定尿中 Na^+(或 Cl^-)、K^+ 浓度,因 Na^+、Cl^- 电解质排泄增加,更能直接说明一个利尿药排除过多细胞外液的能力,对 K^+ 排泄的多少,可以阐明利尿药是否有引起低血钾症的副作用,中草药煎剂中常含大量 K^+,故对中草药利尿药测定尿中 K^+ 时,应考虑药物本身的含钾量。

2. 兔导尿管法:家兔可于清醒状态下进行利尿实验,收集给药前后的尿液,测定 Na^+、

K^+、Cl^-离子,观察药物对水电解质排泄的影响。

3．兔输尿管集尿实验法:在利尿药筛选实验中,家兔虽不是首选动物,但价廉易得,故常用家兔代替狗、猫,进行直接集尿实验,家兔输尿管较细,脆弱,故在操作时,应特别注意。

4．麻醉狗或猫的输尿管集尿实验法:方法与兔输尿管集尿实验法相同。

23·6 温里药实验

目的

按照中医理论,试行制造动物的"里寒"、"心阳衰微"及"亡阳证"等病理模型。拟通过实验,验证温里药的温里散寒、回阳定痛等作用。并以此为基础,开展中药温里药方法学的研究。

要求

① 深入理解温里药的概念及目前对温里中药特别是代表药附子的研究进展情况。

② 了解心血管系统生理学、病理生理学、药理学及有关心血管疾病的治疗学。熟悉强心甙类治疗心力衰竭、抗休克药及抗心律不齐药等的作用机制。

③ 通过实验,能掌握几项有关心血管系统的药理实验方法。

项目

1．温里药及其提取物对动物离体心脏作用的实验方法: 可用附子提取液及去甲乌药碱等观察对离体心脏的作用。蛙用 Straub 氏法。家兔、大鼠和豚鼠离体心脏灌流,用 Langendorff 法。以观察温里药的强心作用。

2．温里药对于心肌特性的影响的实验方法:观察温里药对于心肌收缩性能的影响,用猫、兔、狗、豚鼠等动物的乳头肌,作为实验标本。常以猫的乳头肌作为测量心肌兴奋性、不应性及自动节律性等的实验材料。

3．观察附子制剂对于动物在体心脏的作用的实验方法:

① 在体蛙心灌流实验。

② 狗或猫的心肌杠杆描记法。记录温里药对于心收缩力的影响。

③ 脉微欲绝的造型及附子的作用。

4．Starling 狗心肺装置实验方法:心肺制备能保留肺的换气功能,使心脏活动脱离中枢和体液的控制。用体外循环方法,观察外周阻力及回心血量对心脏的影响。加用温里药之后如对外周阻力有影响,将对心脏显示出作用。此法并可观察到血压、心输出量、心率及下腔静脉压等变化。

5．温里药对冠状动脉的作用及其影响冠脉流量的实验方法:

① 温里药对冠状动脉条的作用的观察。

② 温里药对冠脉流量及心肌耗氧量的影响。

6．温里药影响心电图的实验方法:(略)

7．耐缺氧试验及防治心肌缺血作用的观察方法:(略)

8．心律失常模型及温里药的抗心律不齐作用的观察方法:(略)

9．温里药对兔耳血管灌流的影响的实验方法:对血管的作用,常用离体兔耳血管灌流及带神经离体血管灌流法。

10．全身灌流法及局部血管或器官灌流法:为血管作用的进一步实验。

11．温里药对动物正常血压的影响及对低血压休克状态的治疗作用的实验方法：(略)

12．温里药的回阳救逆功能试验法：温里药常通过强心、升压、改善微循环及其皮质激素样的作用等而表现回阳救逆功能。

23·7　理气药实验

目的

观察理气药舒肝解郁、消除气滞等主要功效的药理作用，如药物对消化道活动及分泌功能等的影响。熟悉研究理气药常用的实验方法。

要求

① 了解消化系统运动和分泌机能的生理。

② 了解理气药的实验研究概况及目前重点研究的方向。

③ 结合"气滞"症候的临床表现，提供研究理气方药的实验线索。

④ 熟悉目前理气药的研究方法，并能掌握一、二种常用的实验方法。

项目

1．观察消化道运动的实验方法：多数理气药对胃肠道平滑肌运动功能有明显影响。由于动物机体状态、药物剂量等的不同，或呈现抑制或表现兴奋作用。这些作用似与其消除气滞、缓解脘腹胀满、疼痛等临床疗效密切有关。实验多重点观察这方面的作用。

① 离体标本实验法。本法是观察药物对胃肠平滑肌运动常用的简便方法。多选用家兔、豚鼠、大鼠等动物的肠管、胃、胆囊等组织进行实验。用杠杆、传感器等记录组织运动的曲线图形。可用于初步观察、分析药物对平滑肌舒缩运动、张力变化的影响，及此等变化与神经递质、局部激素的关系，或是否直接作用于平滑肌。应用这种方法也可观察理气药对支气管、子宫等平滑肌的作用。

② 在体实验法。利用整体动物观察消化道运动功能，更符合生理状态，亦便于进一步探讨理气药的作用机制。此类方法很多，诸如

肠管悬吊法　麻醉动物开腹，利用特制的套管或固定架固定肠管后，描记其蠕动曲线。

内压测定法　将带球囊导管插入胃、肠或胆囊内，随着胃肠平滑肌舒缩运动，球囊内压力随之升降。通过水传导将变化传到水检压计或压敏传感器，记录和观察胃肠运动。

生物电测定法：消化道平滑肌蠕动也伴有动作电位的发生。本法用记录消化器官的生物电来观察运动机能。在被测器官上按装电极，通过放大器用示波器观察、摄片或用肌电仪连续记录动作电位图形的变化，以分析、判断药物的作用。此法对脏器损伤小，可以在一个机体身上同时观察不同部位的运动。有助于了解药物对整个消化道运动的影响和各部分之间的相互关系。

胃肠瘘管法　为慢性实验。先在动物身上制备好胃、肠瘘。待动物恢复健康后，可以在清醒状态下观察胃肠运动。

③ 胃肠推进运动实验法。多用小鼠、大鼠等小动物进行观察。用带色物质(炭末、色素)或不被消化的小型胶囊，经口给予，隔一定时间处死动物，观察这些物质在消化道内的移行情况，以了解药物对肠道运动推进的影响。

2．观察消化液分泌的实验方法：理气药具有的健脾、消化功效除与影响胃肠道运动功能有关外，还与增加消化液分泌等有关。此外，中医认为胆汁的分泌与排出亦是肝疏泄功能

的一个重要方面。故观察理气药对消化液分泌的影响,特别是对胆汁分泌的影响,有着一定意义。

① 胃液分泌及其成分分析。实验多用狗和大鼠。狗可插入胃管或制备胃瘘收集胃液。大鼠常剖腹结扎幽门取出胃或从幽门向胃内插管收集胃液。测定胃液量、胃酸及胃蛋白酶的活性。

② 利胆实验。多用大鼠和家兔,向总胆管内插入套管,收集胆汁。测定单位时间内胆汁量及其中的主要成分。

23·8　止血药实验

目的

观察中药止血药的作用,熟悉止血药的研究方法,在筛选止血中药的基础上,进行深入研究,进一步说明中药或其成分的止血作用机制。使中药止血药在外伤或内脏出血方面发挥更大的作用。

要求

① 了解血液的生理及病理生理学。

② 熟悉凝血及抗凝血的全过程。

③ 熟悉有那些药物(包括合成药)能影响凝血过程,其作用机制如何。

④ 熟悉中药止血药的研究概况及当前研究情况。

⑤ 目前中草药止血作用的研究有那些特点? 有什么不足? 结合方药文献及现代临床实践,更好地验证和发掘止血良药或有效药方。

⑥ 熟悉止血药的筛选研究方法,并能掌握一、二种常用方法。

项目

1. 促进及抑制凝血作用实验法:

① 凝血时间测定法。凝血时间的测定是观察中药对血凝机制有否影响的主要试验法。如发现中药提取物对凝血时间有所影响,可进一步考虑其他实验。所以本法也是筛选中药的常用筛选法。常用方法有玻片法及试管法(见实验方法讲义)。例如湖南医学院主编《药理学实验指导》P.107 实验六十四,氯化钙的促凝血作用。仿照上法,可进行大黄石灰水的止血作用试验。

采用本法测定时,除比较正常动物与服药动物凝血时间的差异外,对测试中药可设几个剂量组,并可采用已知中药或合成药作为阳性对照组。如止血环酸或止血芳酸注射液,可作为对照药,另设一组。

② 凝血酶原时间测定法。本法是反映外源性凝血系统有无障碍的试验法。

③ 中药对内源性凝血系统有关凝血因子的影响。在研究中药止血作用机制时采用。本法也是研究抗凝血药的常规筛选法之一。

2. 纤维蛋白溶解实验方法:测定中药对纤溶过程的影响,也是发现凝血药和抗凝血药的重要试验方法。因为用药物干扰体内的纤溶过程,可以发生凝血或抗凝血的作用。一般先用全血或血浆凝块进行纤维蛋白溶解活性测定,然后再进行优球蛋白溶解时间测定。

3. 血小板功能实验:包括血小板粘附性及血小板聚集实验。二者均有体外测定法及体内测定法。一般采用体外测定法。

4.血小板血栓实验：本法可反映整体动物血流中血小板的粘附聚集功能,其血栓结构类似动脉中的白色血栓。此血小板血栓的形成,除受药物作用外,也和血流速度、血小板数有关。血小板粘附聚集功能受到药物抑制时,血栓重量较轻,故从血栓重量,可测定血小板的粘附聚集功能。可用此法研究活血化瘀药的作用。

23·9　活血化瘀药实验

目的

了解活血化瘀药研究中常用的方法,这些方法的基本理论和意义,为进一步研究活血化瘀药打下一定的基础。

要求

① 了解血瘀同血液流变学、血流动力学和微循环障碍的关系。

② 熟悉当前活血化瘀药研究的概况。

③ 熟悉研究活血化瘀药的常用方法,并掌握其中一、二种常用指标。

项目

活血化瘀药的作用常与改善血瘀患者血液流变学、血流动力学和微循环有关。以下着重就这三方面介绍研究活血化瘀药常用的方法和指标。部分活血化瘀药的功效还同增强子宫活动、改善免疫功能或其镇痛作用有关,但迄今还不能证明这些是多数活血化瘀药所共有的特性,有关方法此处不予介绍。

1.影响血液流变学特性的一些客观指标:

① 血液和血浆粘度。血瘀患者的血浆和全血粘度常较正常值为高。液体的粘度取决于其内部对于流动起着阻抗作用的内摩擦力的大小,内摩擦力大则粘度大,反之则小。水具有较低的粘度,故具有较高的流度;相反,油具有较高的粘度,故具有较低的流度。所以液体的粘度是测度液体流变性的重要指标。

测定液体粘度最简单的方法是测定液体流过水平圆管时通过某一截面积的液体体积,即流量。粘度的测定多采用两种液体,即将测试液体和对照液体比较的方法。在血液粘度的测定上,对照液体多采用净水或生理盐水。由于两种液体通过同一圆管(毛细管)时,如果两端的压力差相同,则单位时间内流出的液量同流过相同体积所需的时间成反比,所以也可以该时间 t 作为液体粘度的量度。例如健康人的血液粘度多在 4.0 左右,即流过同样体积的血液所需的时间较水大 4.0 倍左右。

健康人的血液粘度与性别有关,男性一般高于女性。据 237 例健康人测定结果,男性为 4.25 ± 0.41,女性为 3.65 ± 0.32。血浆粘度则男女相似,均在 1.65 左右。全血粘度的性别差异主要是与男女血细胞数量不同有关。

② 血细胞压积。血细胞压积反映血液内血细胞成分的多少。血细胞压积是影响血液粘度的重要因素,也是反映血液流变学特性的重要指标。

③ 血沉和红细胞电泳时间。血液的粘度,除受血细胞数量的影响外,还受血细胞(主要是红细胞)的分散状态的影响。红细胞愈分散则粘度愈小。相反,如处于聚集状态则粘度较高。红细胞的分散程度又直接取决于红细胞表面所带负电荷的多少,所带负电荷愈多,则红细胞间的静电排斥力愈强,红细胞之间也就愈不易发生聚集。血沉和红细胞电泳时间都是从不同的侧面反映红细胞的分散度。血细胞表面带电密度愈小,则愈易聚集,故沉降愈快。

同样,如该红细胞处于一定的直流电场中,则带电密度愈高,在电场中移动愈快,故红细胞电泳时间成为测定红细胞表面所带负电荷密度多寡的一个重要指标。在具体测量中,红细胞电泳时间与电场强度和电极间距离等条件有关,条件不同,测得的数据也不同,故对照样品与测试样品必须控制在相同条件下进行,才能得到正确的结果。

④ 血小板聚集性和血小板血栓形成实验。血小板聚集性是研究活血化瘀药的一个重要指标。常用体外比浊法。血小板混悬液的浊度同所含分散状态的血小板数密切相关。血小板聚集数愈多,分散状态的血小板数愈少,混悬液浊度愈低。所以可以用浊度变化来表示血小板的聚集性能。混悬液一般用多血小板血浆。常以二磷酸腺苷(ADP)或胶原作为血小板聚集剂。比浊管如为玻璃管,必须先硅化,即以1%硅油甲苯溶液湿润后烤干备用。比较加等量药液和对照液(如生理盐水)后不同时间的光密度变化。药物作用以血小板聚集抑制百分数表示:

$$血小板聚集抑制\% = \frac{I - II}{I} \times 100\%$$

(Ⅰ:对照管血小板聚集%　Ⅱ:给药管血小板聚集%)

血小板血栓形成实验　动脉血流中的血小板易粘附于粗糙物表面。如将动物(一般用大白鼠)右颈总动脉近心端和左颈外静脉近心端以聚乙烯管接通形成旁路,聚乙烯管中段放入一根6cm长的丝线,当打开血流后,血液从右颈总动脉经聚乙烯管返回左颈外静脉,15分钟后中断血流,迅速取出丝线秤重,用体重相等的两个动物配对比较给药与不给药血栓重量,进行显著性测验。实验动物必须肝素化。

2. 与血瘀有关的心血管功能指标:

① 器官血流量的测定。许多活血化瘀药能扩张外周血管,增加有关器官的血流量。如增加冠心病患者的心肌血流量,增加闭塞性脉管炎血瘀患者的肢体血流量等,故测定器官血流量是用以测定一个方药的活血化瘀功效的常用指标。测定的方法很多,可以是非创伤性的,也可以是创伤性的,也可以用营养液灌流离体器官,以间接判定药物对器官血流量的影响。

非创伤性的方法不仅在动物实验可用,也可在临床使用,如用同位素的方法或阻抗血流图的方法进行测定。

在动物实验中常采用创伤性方法。如采用电磁血流量计或气泡流量计方法测定器官血流量。电磁流量计法能较正确地反映体内各器官的血流量,因而在临床和动物实验中应用较广。其主要优点是测量时不必切断血管,只需选择适当大小的探头嵌套在血管外表面,即能在流量计上显示血流速度的读数,也可接记录仪描记。其基本原理是血液成分作为运动的导体通过探头磁场时可诱导产生电动势,后者当磁场强度和血管直径不变时,同血流速度成正比。气泡流量计法的基本原理是将血流引入体外玻璃管,注入气泡,气泡在已知容积的玻璃管内随血流运动,从气泡运行速度计算血流速度,例如气泡在6秒钟内通过10ml容积的玻璃管,则每分钟血流量为 $10 \times \frac{60}{6} = 100ml$。此法简单易行,但需切断血管,故只能用于急性实验,不能用于慢性实验,只能记录平均血流量,不能记录搏动血流量。

在动物实验中,还可采用离体器官灌流以了解药物对于血管的作用,从而间接判定对器官流量的影响。如Langendorff离体哺乳类心脏灌流法。配制好适当的心肌营养液(如乐氏液),在恒定的压力下,通过恒温装置后,使营养液经冠脉灌流整个心脏。具有冠脉扩张作用的药物可使灌流量增加。

② 抗心肌缺血缺氧试验。

垂体后叶素法 脑垂体后叶素可使包括冠脉在内的全身血管收缩,造成急性心肌供血不足,在心电图上可有特异的缺血变化,如 ST - T 波变化等,比较给药组与对照组阴性率差异,判定药物是否具有抗心肌缺血作用。

异丙肾上腺素法 异丙肾上腺素可增强心肌收缩力,加速心率,增加心肌耗氧量,连续使用可形成实验性心肌梗塞,用心电图和病理切片方法均可检测,比较给药组与对照组病变程度的差异,判定药物作用。

冠脉结扎法 结扎动物冠脉的一个分支,如冠状动脉前降支,造成实验性心肌梗塞。根据心电图 ST 段和 Q 波标测或硝基四氮唑蓝大体标本染色,判定病变程度及范围大小。比较给药组与对照组的差异,判定药效。常用动物为家兔或狗。

3. 对微循环影响的实验:甲皱、球结膜、舌、唇、齿龈等是目前作微循环观察时常用的部位。其中人体最常用的是甲皱。兔常采用眼球结膜,或用金黄色地鼠夹囊。

观察微循环常用的指标包括微血管形态、密度,微血流的流态、流速,以及微血管周围有无渗出、出血。如正常人甲皱微血管呈襻状(发夹形),微血流呈线状快速流动,微血管周围无渗出和出血。微循环障碍时,畸形微血管襻的比例增加(大于 30%)、微血管痉挛(口径小,管襻短,甚至完全消失)、血流缓慢(流速小于 0.4mm/s 以下)、流态异常(虚线状、颗粒状或絮状)、微血管周围有渗出、出血。皮肤温度的高低对于微循环的影响很大,尤以流速、流态对温度变化最为敏感,温度升高,流速加快,聚集的血细胞可发生解聚。所以如用作动态对比,前后皮肤温差不能超过 3℃。

微循环可通过微循环显微镜观察。

23·10 化痰止咳平喘药实验

目的

通过动物实验观察化痰止咳平喘药的药理作用,掌握这些药物的研究方法,并进一步研究其作用机理。

要求

① 了解化痰止咳平喘药的相互关系,常用化痰止咳平喘药有那些,并掌握其药理作用。
② 熟悉中药化痰止咳平喘药的研究概况,掌握几种常用的筛选方法。

项目

1. 止咳药实验方法:

① 小鼠氨水引咳法。用浓氨水引起小鼠咳嗽,借以观察药物的止咳作用,是止咳药常用筛选方法之一。

② 二氧化硫(SO_2)致咳法。通过二氧化硫的刺激,观察咳嗽的潜伏期,以筛选药物的镇咳作用。

③ 豚鼠枸橼酸引咳法。用枸橼酸喷雾引起豚鼠咳嗽,以观察药物的镇咳作用,豚鼠受枸橼酸刺激后引起的咳嗽声音较大,易于记录。

④ 刺激猫喉上神经引咳法。通过小鼠氨水、二氧化硫等引咳法筛选出的镇咳药,进一

步研究其作用机制是中枢性还是末梢性,可进行本实验。凡能抑制咳嗽中枢的药物均能抑制刺激喉上神经引起的咳嗽。

2. 化痰药实验方法:

① 酚红气管排出实验法。用小鼠通过酚红从气管的排出量,观察药物对呼吸道分泌的影响。此法简便,但用强碱洗出气管内酚红能损伤气管粘膜。

② 家兔酚红排出实验法。经小鼠酚红法筛选有效时,再用家兔进行实验。

③ 影响大鼠气管纤毛——粘液运行速度的实验方法。用印度墨汁(稀释 4～5 倍)注入气管 1 滴,观察药物对大鼠气管纤毛粘液运行速度的影响,作为化痰药的一个实验指标。

3. 平喘药实验方法:

① 豚鼠喷雾致喘法。用药物(组胺和乙酰胆碱)喷雾法使豚鼠引起支气管痉挛窒息,由抽搐而跌倒,观察药物对支气管平滑肌的松弛作用。

② 离体气管链实验法。观察药物对豚鼠离体气管链的作用,从而证明药物对支气管平滑肌的收缩或松弛作用。

③ 豚鼠支气管灌流法。通过灌流滴数的多少,以观察药物对支气管平滑肌的收缩和松弛作用。

④ 测定气管容积的方法。通过实验观察豚鼠离体支气管在用药后,玻管内液面的升降,从而说明药物对支气管的收缩或松弛作用。

23·11 平肝息风药实验

目的

观察平肝息风药的降压及对中枢神经系统的抑制作用。熟悉有关平肝息风药常用的实验方法。为进一步探讨本类药物的作用实质及规律打下基础。

要求

① 熟悉平肝息风药主证——肝阳上亢、肝风内动的临床表现及有关文献记述。了解此等证候在高血压病及中枢神经系统功能亢进或失调所致症状中的反映。

② 了解平肝息风药的研究概况及主要研究方面。

③ 熟悉研究中枢抑制药常用的实验方法(如镇静、催眠、抗惊厥、镇痛、解热等有关方法)。掌握麻醉动物急性血压实验法。

项目

1. 中枢神经系统抑制药物实验法:肝风内动常见的痉挛、抽搐、角弓反张等症状皆为中枢神经系统功能亢进或失调的表现。故一般认为药物的"息风"功效可能与其具有的镇静、抗惊厥、解热、镇痛等中枢抑制作用有关。

① 镇静、催眠、抗惊厥实验。常观察以下几方面。

药物对动物一般活动的影响 主要观察动物行为活动的改变。可以直接观察也可采用仪器测定动物的自发活动情况,常用抖笼法、光电管法、运动测量计法等描记活动曲线或通过计数、分级等方法进行定量测定。

降低反射及协调运动 具有催眠、镇静作用的药物均可使一些动物反射降低。常观察家兔角膜的对光反射。观察肌肉协调动作常用转棒法、滚筒法等,以小鼠从恒速转动棒或筒上掉落的次数或数目,判断动物协调动作失灵情况。这些可用来测定药物对中枢神经系统的抑制作用或对骨骼肌的松弛作用。

协同巴比妥类的睡眠作用　是初步观察药物有无中枢抑制作用常用的简便方法。

对抗中枢兴奋药的作用　可以通过减低中枢兴奋剂的过度自发活动,也可以用对抗中枢兴奋剂的毒性,提高半数致死量来衡量药物的中枢抑制作用。

抗惊厥实验　实验室中可用物理方法如电流、噪声等刺激动物诱发惊厥。应用最广泛的是电惊厥法。常用最大电休克发作法,使小鼠产生强直性惊厥观察药物的抗惊厥作用及用于抗癫痫大发作药物的筛选。也可用化学物质(致惊剂)引起惊厥。戊四唑、苦味素、士的宁、氨基脲为常用的致惊剂。戊四唑惊厥亦为筛选抗癫痫小发作药物常用的惊厥模型。

② 镇痛实验。观察药物有无镇痛作用,常用的致痛方法有热刺激法和化学物质刺激法。

热刺激法　如大鼠光热甩尾法、小鼠热板法等。前一种方法比较灵敏,反应恒定。后法便于比较药物镇痛作用的强弱、快慢及持续时间,设备简便,皆较为常用。

化学物质刺激法　常用小鼠扭体法,是筛选弱镇痛药的一种简便常用的方法。

此外,亦可用电刺激和机械刺激引起疼痛。

③ 解热实验。需先给动物注射致热物质如菌苗液、细菌内毒素、酵母混悬液或异性蛋白使动物发热,然后观察药物有无解热作用。多用家兔进行实验。

2.降压实验方法:肝阳上亢引起的头、目眩晕、头痛、耳鸣,心烦与高血压病的临床症状十分相似。所以,观察药物有无降压作用,是研究平肝息风药物的一项重要观察指标。

① 急性降压实验。药物有无降压作用,常用麻醉动物急性降压实验进行观察。直接向动脉中插入套管,描记血压曲线。也可用不麻醉动物测定血压变化如大鼠尾容积测压法、狗颈动脉皮桥测压法等。

② 实验治疗。经急性实验发现有降压作用后,进一步用实验性高血压动物模型进行实验治疗以确定药物的降压作用。常用的高血压动物模型有肾型、神经源型、内分泌型等多种。

23·12　补虚药实验

目的

了解补虚药的概念及其在中医理论上与临床实践上的重要性。了解虚证的分类、临床特征及主要方药的运用,并通过本章实验,借以初步掌握补虚药的研究方法。从而为今后制造或应用阴虚、阳虚、气虚及血虚等病理模型奠定一定基础。

要求

① 熟悉目前国内外研究补虚药的一般情况、动态,提出今后研究工作中应注意的问题。

② 了解补虚药研究中的难点,并搜集有关补虚药研究方法文献,为系列研究作准备。

③ 选择下列实验项目中所列部分课题,掌握部分研究方法。

项目

1．阳虚模型的试制和助阳药的作用观察。

2．阴虚模型的造型和滋阴药的防治作用。

3．气虚模型的试制和补气药的作用。

4．血虚模型和补血药的治疗作用。

5. 补虚药对于动物活动量的影响：

① 对活动量的影响。

② 抗疲劳作用。一般用游泳法。

6. 补虚药对动物的食物摄取量的影响：

① 对食欲的促进作用。

② 对消化液、消化酶分泌的影响。

③ 对胃肠运动的影响。

7. 补虚药对免疫功能的影响：

① 对 IgA、IgG 及 IgM 的影响。

② 玫瑰花结实验法。

③ 单核吞噬细胞功能。

8. 补虚药对机体适应性的影响：可用物理的、化学的与生物学的各种损害,观察补虚药的作用。

9. 补虚药对内分泌系统的影响：

① 补气药的皮质激素样作用及其作用部位分析。

② 助阳药性激素样作用及促性激素作用的观察。小鼠子宫增重法、大鼠卵巢增重法、大鼠前列腺头叶增重法及对大鼠睾丸与提睾肌的作用。

③ 助阳药对大鼠精子数量及睾丸、副睾中精子活动力的影响。

10. 补虚药对物质代谢的影响：

① 对糖代谢的影响。

② 对 RNA、DNA 及蛋白质代谢的作用。

③ 对脂质代谢的影响。如首乌延寿丹的降胆固醇作用。

11. 补虚药对中枢神经系统的作用。

12. 补血药对血液及造血系统的作用：

① 补血药对失血动物血象的影响。

② 补虚药对白细胞减少症的治疗作用。

③ 补血药对骨骼造血细胞的作用。